「少食」も最強のビジネススキル

食べない人ほど仕事ができる！

1日1食～週3食で
心身のパフォーマンスが高まる

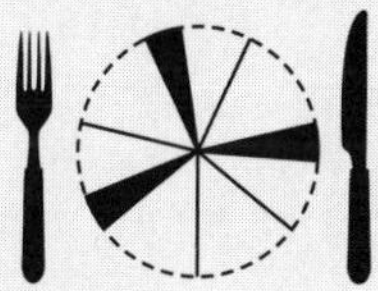

堀大輔 著　秋山佳胤 監修

フォレスト出版

まえがき　食欲に支配されない生き方があなたを自由にする

多忙な人ほど少食を

総務省「平成23年社会生活基本調査（生活時間に関する結果）」によると、1日の食事にかける時間は1時間39分となっています。

また、厚生労働省が２０１６年11月14日に発表した「平成27年国民健康・栄養調査結果の概要」によると、男性の平均睡眠時間は6・44時間となっています。

私は自分から食事をとることはほとんどありません。また、私の1日の平均睡眠時間は45分以下なので、食事の時間と睡眠時間を合わせて考えると、ほかの人に比べて1日8時間以上も短く、その時間をビジネスや趣味などにあてることができます。

もちろん、食事と睡眠が私にとってどうでもいいことだと言っているわけではありません。

仕事上での接待はもちろん、友人と食事に行くことも多々ありますし、その時間は幸福そのものです。家族ができてから、家族と合わせて眠ることもあります。

お伝えしたいのは、食欲や睡眠欲に左右されているのではなく、私自身が食欲や睡眠欲をある程度コントロールができるようになっているということです。

食事の場では、私ほど食べる人はいないというくらい食べることも可能ですし、反対に食べないことにストレスも感じません。睡眠についても同じです。

この本では、多忙なビジネスパーソンや試験勉強で寝食の時間も惜しい方、日々子育てに追われているような主婦、ダイエットに挑戦する方々など、誰もが食のコントロールができるよう、思い込みや常識を一つずつ覆し、正しい少食の実践法を伝えていきます。

私にとっては、「週3食」（1日3食ではありません）がちょうどいい食習慣となっています（1日3食の日もあれば、週0食のときもありますが）。世の中は広くて青汁だけで健康を保っていたり、水さえも飲まない不食を実践している方が少なからずいます。

そこまで極端ではなくても、食をある程度コントロールすることができれば、今まで得られなかった思いがけないメリットを享受できるようになるでしょう。本書では読者のみなさんにも、自分で自分の食欲や食事内容をコントロールしたうえでの、1日1食～週3食を目指していただきたいと考えています。

想像してみてください。食のコントロールができるようになったら、どれだけ日常生活が楽しくなるでしょうか。

たとえば、絶対に食べてはいけないタイミングで甘いものを食べたくなる、ということもなくなります。そうしたしんどい思いも減りますし、空腹でイライラすることも少なくなります。接待の席などで、食べすぎることもなければ、食べないことで失礼な態度をとることもありません。食事は主に外食で済ませているという独身の方などはびっくりするほど食費が減るでしょうし、毎朝忙しい時間帯に眠い目をこすりながらお弁当をつくることもなくなります。

また、少食になることで、メタボが改善されたり、集中力が増して仕事や勉強がはかどります。睡魔に襲われることも減り、短い睡眠時間でも高いパフォーマンスを発揮できるようになります。結果的に男性であれば細マッチョになり、女性であればより美しいスタイルを手にできるようになります。

自分自身のコンディションや、自分の行動に最適化した食事を摂取したり、「食欲」や「好き嫌い」というものに振り回されず、冷静な目で食事を観察することも可能になります。

✚「週3食」という少食理論とは？

さて、いきなり見ず知らずの私のような男に、自分の食事について意見を言われたくないでしょう。私も飲食店で食事をしていて、隣の席のオヤジに「キミ、食べすぎはよくないし、そんな料理じゃ栄養が偏るじゃないか」などと言われたら、「何だコイツ？」と腹も立つと思います。

食事に関しては、自己責任のもと、すべて自由であり、誰であったとしても、他人の食事を束縛してはいけません。飽食の現代日本では、日常のどんな場面も据《す》え膳《ぜん》状態、つまり何か食べようと思えばすぐにでも食べられる条件が揃《そろ》っていますが、それを食す権利を誰も侵害することはできません。

この本は食事に対する正義感や、栄養学などの押しつけをするものではありません。今の食習慣に満足しているのであれば、それを継続すればいいだけです。一般には珍奇と思われるような理論を記した本書を読んだとしても戸惑うだけです。

しかし、すでにこの「まえがき」を読みはじめている時点で、巷間《こうかん》にあふれる現状の食の理論と自己の体感が伴わないと感じていたり、今の食事が本当に正しいのか一抹の不安を抱いているのではないか、と想像しています。

私は科学者ではありません。強いて言えば在野の学者です。常日頃から栄養学や食事だけではなく、睡眠や教育などについて研究をしています。

とくに睡眠については、私が1日平均45分以下のショートスリーパー（短時間睡眠者）ということで、多くの興味・関心を集めた結果、私が代表を務めるGAHAKU株式会社と一般社団法人日本ショートスリーパー育成協会において、主に1日平均3時間以下睡眠になるためのノウハウをレクチャーするようになりました。現在までに1000人を超える受講生を指導し、そのほとんどをショートスリーパーに育成しています。2016年5月に、拙著『できる人は超短眠！』（フォレスト出版）でも、そのノウハウを記していますので、ご興味のある方はぜひご覧になってください。

さて、睡眠欲をコントロールできるようになった私ですが、先述したとおり食欲も自分の意思でコントロールできます。「寝食を忘れるほど夢中になる」と言いますが、おかげで私は一般の方と比べるとほとんど寝ない、食べないことで、ここ数年間はまったく休暇をとらず、病気もせず、バリバリ仕事をさせていただいております。

このように自己紹介をすると、必ず「嘘つき」呼ばわりされてしまいますが、嘘にまみれた本を書き、ビジネスをするのは、私の精神力では不可能であることをどうかお察しください。経歴詐称がばれて雲隠れした自称コンサルタントのコメンテーターも記憶に新しいですが、嘘は必ずバレるものです。

ちなみに、『できる人は超短眠！』の「まえがき」でも書きましたが、密着取材をしたいという奇特なテレビ局があるならば、お気軽にお声がけください。それくらいしか、私には不特定多数の読者のみなさまへ、自身の潔白を証明する術《すべ》がありません（結局、まだ1社からもオファーが来ておりませんが……）。

＊

話を戻しまして、私が勉強している方面は科学だけではありません。ですので、私の見解に対して「科学的根拠が不足している」と批判される人もいます。もちろん、必要だと思うところには科学のエッセンスも入れて解説していきますが、本書では科学だけでは語れない部分にも言及していきます。

「短眠を推奨する変な男が適当なことを言っている」と思われるかもしれませんし、今の科学やそれに基づくエビデンスこそが真実だという方にとって、不快になる内容もあるかもしれません。

しかし、私はみなさんに食事の幅を知っていただきたいのです。なぜなら、それだけあなたの人生における自由の幅も広がるからです。

と書きつつ、本書が少食、しかも週3食を推奨する本になっていることは妙に感じるかもしれませんが、食事の幸福とは「食べたいものを好きなだけ食べること」が唯一ではないはずです。

「睡眠は短時間のほうが健康に良い」と提唱するくらい、一般の方から見れば奇天烈《きてれつ》な目線で睡眠を観察している私だからこそ表現できる食の世界もあり、その理論で一人でも救われる人がいれば……と思い、筆を執らせていただきました。

もくじ ✚ 食べない人ほど仕事ができる!

第2章 ビジネスが加速する週3食生活

第3章 実践! 週3食への近道

第4章 少食になったとき、身体の中で何が起こるのか？

装　幀 ✚ 小口翔平＋三森健太（tobufune）
本文デザイン・DTP ✚ フォレスト出版編集部
対談構成 ✚ 岡田和美　対談写真 ✚ 板井仁

注意事項

✚——本書には一般の食事や睡眠の常識とは真逆の理論が記されている箇所が多々あります。少しでも疑いを持たれた方は、ご自身で調べていただくか、著者が代表を務めるGAHAKU株式会社に問い合わせ、必ずご納得いただいたうえで少食のプログラムを実行してください。

✚——本書の少食プログラムを実行していて、明らかに自分のライフスタイルに合わない、または明確な心身の不調が出た場合は即刻ストップしてください。

✚——以上を厳守していただけない場合は、著者、発行者、発行所はいかなる責任も負いません。

GAHAKU株式会社

〒150－0002
東京都渋谷区渋谷2-22-11　渋谷フランセ奥野ビル10F
0120-589-445（9時～18時、携帯電話からも通話可）
03-6427-9348（渋谷教室）
メールアドレス　info@gahaku.co.jp

第 1 章

本当は恐い
断食・ファスティング

断食とファスティングは何が違うのか？

本書では、多忙なビジネスマンをはじめとして、食生活を改善したいと考えている方たちに、週3食くらいの超少食生活を提案していくのですが、いきなり出鼻をくじくような主張をすることをお許しください。

まず、本書を読まれている方の中には、すでに断食やファスティングを実践してきた方もいらっしゃるでしょうが、もしその状況に大きなストレスを感じるようであれば、一度立ち止まっていただけますでしょうか。

なぜなら、断食やファスティングには大きなリスクが潜んでいるからです。

そのリスクを説明するにあたって、まずは断食とファスティングの定義をできる限り明確にしておきましょう。

と、言いつつ、結論からお伝えしますと明確な違いはあまりありません。そもそも断食の英訳が「fasting」、つまりファスティングなのですから当然です。

ただ、断食というと非常に厳しいイメージがありますが、ファスティングというとオシャレというか、少し緩い感じがします。カタカナ表現になったことや、マーケティングによって印象づけられている面もあるのでしょう。オーバーラップする部分も多分にあるのですが、一般には次のように分けて考えられることが多いようです。

断食

- もともとは宗教的行為の一環だが、一般には民間療法としても行われている。
- 一定期間が設けられている。
- 数日間にわたり摂取できるのは水を中心とした飲み物。

ファスティング

- 1日〜10日といった、断食と比較して短い期間が設けられている。
- 準備期・本番期・復食期と、段階を設けて実践されることがある。

●ダイエットが主目的とされている場合が多い。
●身体の毒素や老廃物の排出など、デトックス効果を謳《うた》っている。
●完全な絶食ではなく、1日1～2食を抜く程度の範囲で定義されることが多い。
●栄養不足を補うために（体内では生成することができない酵素を外部から取り入れるという意味で）、さまざまな栄養素が入った酵素ドリンクを飲むことを推奨している専門家が多い（酵素は消化や吸収を補助する役割もあるので、確かにダイエットとの相性は良い）。

では、本書で私が提唱する週3食の定義はというと、次のようにまとめてみました。

週3食
●期限はない。続けようと思えばいつまでも続けられる。恒久的。
●週3食であれば食事のタイミングはいつでもOK。
●運動をすることを義務づけており、その後はプロテインドリンクを飲むことを推奨。

●食材やカロリーの制限なし。糖質もとってよい。その代わり、変化などを自分で観察。

●海水塩によるミネラル摂取を推奨。

●健康の概念を動物の生態をベースに考えている。

私が提唱する週3食と、断食やファスティングとの一番わかりやすい違いは、期間限定ではなく、日常として続けていくところでしょう。

「不食」という事象があることは疑えない

ちなみに、期間を設けない少食の生き方として、「不食」を実践されている方もいらっしゃいます。本書の監修をお願いし、「特別付録1」（↓176ページ）で対談させていただきました秋山佳胤《あきやまよしたね》先生も不食実践者です。

不食は日本では、というか世界でも割と新しい概念です。断食や絶食は意思に反して我慢を強いるイメージがありますが、不食はその次元を超えて「人は食べなくても生きられるから食べなくてもいいし、食べないほうが調子がいい。もちろん、人生を楽しむための食事は大いに結構」という考えのもとに実践されるものです。

実際、彼らは「人は食べなくても生きられる」と本気で考えているというか、それが当人にとって自然な生き方となっています。ほとんどの実践者は、思想・信条のためだったり、ダイエットなどの明確な目的があるわけではありません。

事実、水や1日1杯の青汁だけで生活している不食実践者もいます。2015年に俳優の榎木《えのき》孝明《たかあき》さんが1カ月の不食を実践したことでにわかに注目を集めたこともあります。懐疑的な目で見る方はかなりいるのですが、私は20日間くらいの絶食経験はありますので、まったく疑っていません。

中には秋山先生のように水すらも飲まない人もいます。彼ら（彼女ら）はプラーナ（不食の第一人者であるオーストラリアのジャスムヒーン氏によると、プラーナとは空気中の目に見えないエネルギーのことで、呼吸を通してとることができるとのこと。ここまでくるとオカルト臭く感じる人もいるでしょうが、実際に飲まず食わずで生きているのですから、まだ科学では解明できない事象が世の中にあるのだと謙虚に受け止めるべきです）の摂取や、日光などから栄養を吸収しているそうですが、それが可能な人は、ある程度の修行や、特殊なステップを踏んできたはずです。

そして本書でおすすめする週3食は、食事量でいえばちょうど断食・ファスティングから不食の中間ぐらいに当たるでしょうか。中間にあることで、両方のいいとこ取りをするという安直な発想ではありませんが。

私は断食やファスティングには危険性があると思っていますし、不食になるには一般の方にとってはさすがにハードルが高すぎると感じています。

断食やファスティングの効果とリスク

断食やファスティングに危険性があると考えているものの、むしろ食べすぎの現代においては、良いところも多数あることはきちんとお伝えしなければなりません。

薬膳において、腹八分目が一番の薬と言われています。不調を食べ物のせいにすることも多い昨今ですが、まず見つめていただきたいのは、自分自身が食べすぎてはいないか？　という点になります。悪いのは食材ではなく、食べすぎている自分ではないか、という観察眼は、食や身体の不調に対する新たなアプローチを提供します。

自分の行動やポリシーにメスを入れるのは痛みがあることを知っていますので、簡単にできることではないと思いますが、食べすぎを予防することは、非常に大きな効果を期待できます。

以上のように、私は断食やファスティングが悪いと思って書いているわけではありません。むしろ現代における食文化の中では、健康に有利な条件が多数存在していると認識しています。

しかし、実践するうえで注意していただきたいことがあるということです。

認知バイアスが危険をもたらす ✚断食・ファスティングの危険①

まず、断食やファスティングにおいて気をつけてほしいのが、その経験を無駄にしたくないという考えです。

せっかく苦労して、何日も食事を我慢した……という経験は尊いものですが、結果として発生する事象は、必ずしも自分にとって都合のいいものばかりとは限りません。むしろ、そういった苦労や痛みをともなう経験こそ、冷静な判断が必要です。過酷な筋力トレーニングなども同じですし、口に苦い良薬も同じです。「これだけ我慢したんだから、必ず自分の望む結果になるだろう」という、努力は必ず報われる的な発想こそ、最初に手放すべきです。

インターネットにも、「断食やファスティングをしてよかった！」「肌が綺麗《きれい》になる！」「思ったよりも簡単に体重が減った！」という意見が数多く散見されます。関係者が宣伝のためにポジティブな面しか伝えていないのでは？　と勘ぐる人もいるかもしれませんが、むしろ体験者がポジティブな面しか見えなくなって、宣伝どころか親切心から主張している可能性が高いのです。この特徴は、糖質制限をされている方にも当てはまりそうです。

ファスティングをしていて低血糖症の症状（発汗・手足の震え・動悸《どうき》・不安感といった自律神経症状や、頭痛・めまい・ろれつが回らないなどの中枢神経症状。最悪の場合は昏睡《こんすい》状態に陥り、死亡する）が出ていたとしても、冷静であればすぐ気づいて対処できます。しかし、ファスティングは良いことだと捉えすぎていると、「これは好転反応（治療の過程で起こる身体反応）だ！」と事実とは違う形で見誤ってしまうことにつながります（ちなみに厚生労働省によるハンドブック「健康食品情報の冷静な受け止め方」の中では「好転反応に科学的根拠はない」と記されています）。

それでも結果的に重大な問題が起こらなければいいのですが、それを理由に「やはりこれは好転反応だ！」と認知バイアスをますます強めていきます。

そうした状態では、ほかの人の意見を素直に聞くことはできず、「自分はこれで健康になった」という主張を貫く形となります。断食やファスティングをがんばり、その努力を無駄にしたくないという執着がある場合は、良い点をその１００倍にも感じられ、悪い点をほとんど見えなくしてしまう場合があることを覚えておいてください。

私は好転反応という現象は確かに存在すると考えていますが、どういったプロセスでそのような反応が起こっているのかを理解することが大切です。

もちろん、断食やファスティングが健康の一部を担っている可能性も存在するため、正しい判定は難しいところです。

ただし、普段、明らかに食べすぎの人が、不食やファスティングを遂行しすぎた場合、必ず栄養失調や水分不足の症状が発生します。そして、そういった現象ですら、「やせた！」という喜びや、苦楽を共にした仲間の存在などが、冷静な判断を鈍らせることになり、自身の体内で起こっている物理現象を正確に知覚できなくなります。思い込みを外すのは難しいことです。自身の思い込みをメタ視点に立って消しなさい、ということですから。

そんな自分の思い込みに気づく手がかりとしては、「良い」「悪い」で事象を判断していないか振り返ってみることです。「良い」や「悪い」といった便利な言葉は、ときに恐ろしい事態を生み出します。二元論的な解釈をすると、考え方はより極端になっていくものです。とくに自分のしている行動が正しいと思っている場合、正しい食事や栄養をとっていると考えている場合は気をつけてください。

この注意点については、私がお伝えする週3食にもあてはまることは言うまでもないでしょう。

カルシウム不足が歯を腐らせる

＋断食・ファスティングの危険②

メカニズムを把握していない状態で、単純に健康に良いからという思い込みで断食やファスティングを行うことは、イレギュラーや予期せぬ事態が発生したとき、対処法が限られます（第4章では詳しく、少食になったときの体内のメカニズムについて解説します）。

通常、生きていくうえで栄養やエネルギーを摂取するのは口から……すなわち食事からとなります。

したがって、口から摂取するたんぱく質やミネラルが減少した場合の事態として次のことが考えられます。赤血球や水分、筋肉の減少のほか、骨からカルシウムが抜けて（脱灰）、骨が脆《もろ》くなってしまうことなどがあります。

ビーガン（完全菜食主義者）の方や、断食をしている人のわかりやすい特徴が歯です。歯が脆くなっている人が多いのです。言わずもがな、歯は一生のお付き合いをする部位です。そして永久歯は一度抜けてしまったり、腐ってしまうと元には戻りません。歯が弱くなっていることに気づいてからでは遅いのです。

ファスティングについては、ミネラルを摂取することが推奨されることが多いので、そこまでの危険性はないのですが、知識として身につけておいて損はないでしょう。

運動をしないと体温の低下を招く

＋断食・ファスティングの危険③

私も何度か断食道場や集団でファスティングをする場に行きましたが、参加者で運動をしている人は皆無でした。私がジョギングやウェイトトレーニングをしたところ、そのときの講師から運動をすることは危険だと言われました。

なぜ講師が危険と言ったか真実はかりかねますが、おそらく食生活を変化させた非日常のなか、身体まで動かしてしまっては、ふらつきや思わぬ体調不良を発生させてしまうのではと、懸念したのではないかと推察します。

しかし、食事の量が減っているときは、食事のときに発生する成長ホルモンやエンプティカロリー（カロリーはあるものの栄養素がほとんど入っていない食品）の恩恵（少食時においては重要なエネルギー源であり、体温の向上に寄与します）を受けられず、体温の低下や、傷の修復が遅れてしまう原因となります。

この二つの問題を一気に解決できるのが、有酸素運動となります。軽いジョギングや早歩きのウォーキングは、食事を摂取したときと同じくらいの成長ホルモンの分泌と、体温の上昇を起こします。

詳しくは後述しますが、動物は飢餓状態で問題なく活動します。それに、余計な水分や脂肪が抜けて軽くなった身体を動かさない手はありません。

デトックスは身体に大きな負担をかける

＋断食・ファスティングの危険④

断食やファスティングの目的の一つに、「滅菌」や「化学物質の排除」といったデトックスの側面があります。内臓を一旦、空にすることで、本来の機能を取り戻すと言われることもあります。

デトックスとは単純に訳すと「浄化」ということですが、体内の毒素を排出することで代謝をよくし、美容効果やダイエット効果があるとのことで、最近では体内の毒やネガティブな感情を体外に出し、健康になることを指して「デトックス」と呼ぶようになりました。

しかしデトックスは、本当に身体にいいことなのでしょうか。健康というワードに踊らされて、不自然なことをしてしまい、結果として不健康な状態を形成する、ということがなければいいのですが……。

デトックスの代表的な方法の一つとして腸内洗浄があります。さまざまな研究の結果、そのメソッドが認められて実際の洗浄に踏み切っているのでしょう。しかし、洗浄して無菌状態をつくってしまうことは非常に不自然です。そもそも、無菌室のような状態となった臓器は菌に対する抵抗力がかなり落ちていると考えられるからです。

とくに腸内洗浄は専門機関によって行われ、特殊な機器によって直接直腸に液体を入れることもあります。そして洗浄後すぐに、サプリメントや酵素ドリンクによって、都合のいい菌を摂取するのですが、万が一のコンタミネーション（異物混入）や、イレギュラーな事態の発生、良かれと思って排出した細菌や酵素の人智が及ばない部分のはたらきが、非常に大切な要素である可能性も捨てきれません。

こういった危険性を考えると、腸内洗浄を手放しでおすすめできません。そもそも腸内を洗浄した後に、自分にとって都合のいい菌だけが常在細菌となる可能性は非常に低く、反対に目に見えないがゆえに、雑菌や都合の悪い菌を常駐菌としてしまう場合も少なくないでしょう。

人が発見していない微生物や、見えない世界に、どれだけ救われているかに目を向けるべきです。

菌や化学物質を完全に排除して、自分たちの免疫力のみで病気を防ごうという発想はおこがましいものです。そもそも、自分の免疫力を常に行使している状態というのは、身体に大きな負担がかかります。エンジンオイルがない状態で車を運転するようなイメージで、すぐに体内の部品や免疫システムが摩耗し、大きな疲労を伴います。また、最悪は自力で対処しきれなかった場合、病原菌に身体を侵されることになります。

菌に不必要に頼り切ることは確かに違和感がありますが、完全になくすという発想もまた極端です。

ほぼすべての実践者がリバウンド

✚断食・ファスティングの危険⑤

言い方は極端かもしれませんが、断食やファスティングは食べすぎている人の食事量を抑えることが主目的です。食べすぎているときには出ない有益なホルモンを出し、遺伝子を活性化させ、酷使している内臓を休めるといったことから、断食をする＝健康的に良いというイメージがあります。

事実として、大食いの人、運動不足なのに3食を食べている人、眠る直前に食べる食習慣のある人、糖質を摂りすぎている人は、たまのデトックスとして断食やファスティングをすることで、その恩恵を享受できます。

しかし、本来少食の人が断食やファスティングをしてもメリットは少なく、むしろデメリットとして栄養失調を伴うことも少なくありません。

動物にとって食べすぎという状態に、恐怖という情動はほとんどはたらきません。一方、飢餓状態や、食べるものが周囲にない状況は想像以上の恐怖を伴います。

この恐怖を知りたい方や、疑問がある方は、装備や食料を一切持たない状態で、一人で山に1週間ほどこもってみると実感できると思います。1週間という期間を決めているだけ、1週間後には食べられるという安心感があるかもしれませんが、野生動物はその保証がなく、自分で動き出さないと食事を得ることはできませんし、食事にありつける保証もありません。飢餓に近づくことで、どんどん身体の動きも悪くなり、生存にとって分が悪くなります。

飢餓状態（3日程度であれば、絶食状態に留まるかもしれませんが）を何度か経験しておくことで、食事がとれないような何らかの緊急事態に備えることには意味はあります。

しかし、不自然かつ短期の飢餓の体験は、次に食事を食べられるときに、食欲の渇望を招きます。これが食欲の跳ね返り現象（リバウンド）です。非日常から日常に戻ったときに、明けの食事がうまくいかず、リバウンドする人が多発します。

そしてまた断食やファスティング→減量→リバウンド→断食やファスティングというループが完成します。

断食やファスティングの直後では体重が落ちるので、自身の身体にとってとても有益な経験であると感じますが、実際には、リバウンドまで含めると状況は悪化していることも少なくありません。

本来は、適正体重（自分の目標とする体重）や、自分のコンディションが整った健康状態を常時維持することが大切です。

一時的に食事を調整するという発想ではなく、たとえば1日あたり、週あたりの食事回数や内容を決めて、それをある程度の期間、3カ月や1年、もっといえば恒久的に続けることで、自分の理想とする状態を手にすることがベストなのです。

本当に恐い野菜だけダイエット　✚断食・ファスティングの危険⑥

もし今日まで食べすぎている人が、青汁や野菜のみに切り替えたときに起こることは、確かに魔法のように感じるかもしれません。今まで糖質によって固まっていた節々が動きやすくなり、空になることがなかった胃や腸に物がなくなる感覚、余剰な排泄物が抜けた後の身体は想像以上に軽く感じます。

私も、執筆の納期などが重なったときなど、多忙により数カ月に一度は食事を抜くことがあり、その期間は週3食どころか、週1食以下になることも少なくありません。食事を抜いているにもかかわらず、身体が驚くように軽くなり、そのまま不食で生活しようと考えてしまうほどです。

しかしそれは一時のものであり、その効果が恒久的に発揮されるものではありません。多忙による不食は、どうしても運動を蔑《ないがし》ろにします。後述しますが、運動をしない少食は、内臓や身体、リンパや血液などの停滞を生み、最悪は部分的な「腐食」が発生します。

極論のように感じるかもしれませんが、床ずれのように、ずっと姿勢を変えずに長時間放置すると、停滞している部分が壊死《えし》していきます。また、ギプスをはめた部位のように、動かさない時間が長いと極端に筋肉が減ります。

断食やファスティングのように胃腸などの内臓器を休める……という解釈も可能ですが、恒久的に続けることは、身体にとってリスクが高く、推奨できません。

また、野菜はナトリウムバランス（↓129ページ）などを崩すことになり、さらに代謝の落ちた状態で野菜を摂取すると、野菜が持つ毒素を長く体内に留めることとなります。あくまで野菜は食べすぎの人に対して推奨されるものです。したがって、食物繊維など、ほとんど栄養を吸収できない野菜のみで生活することは、身体内をスカスカにし、極度にやせる異常な事態を招きます。

現代はやせていることは、美学となっていることもあり、この異常を求めてしまうこともあり、非常に危険な社会的認知のズレだと考えています。

「堀さんも週3食を推奨しているじゃないか」と思われるかもしれませんが、私の食生活は無理をするわけではなく、たんぱく質などもプロテインなどで摂取できます。また、少食というよりも、動物として自然な在り方を目指すものであり、不自然な在り方はむしろ推奨していません。よって、恒久的に続けることができる食事方法だと自負しています。

栄養学懐疑論

第5章で詳述しますが、「栄養があるから」といって野菜ばかりとるのは危険です。野菜は食物繊維で形成されていますが、基本的に食物繊維は排出を促します。栄養がまったくないというわけではありませんが、現代の世の中に蔓延《まんえん》している栄養素がスカスカになっている野菜だけを食べて、栄養学どおりの栄養を摂取している気持ちになってはいけません。

これは青汁やスムージー、コールドプレスジュースなどでも同じことが言えます。新鮮であることや有機野菜であることと、それが栄養豊富であることはまったく別の話で、よく話をすり替えられている点です。

科学の実験、たとえば栄養素といった何かしらの物質や数値を導くための実験で使用される野菜の多くは、スーパーで購入する野菜とは違うものです。バイアスを減らすという口実のもと、ファーマーから直接新鮮な野菜を受け取り、検査をすることもあります。自家栽培をして、実験にとって不要な要素を消す場合もあります。こういった野菜は当然ながらスーパーで手に入る野菜とは、農薬や防腐剤の量だけでなく、肥料や土壌など生育環境が異なるものです。

科学では、本来の植物が持っているビタミンやミネラルを計算しますが、机上と現実が違うように、実際に食べている野菜に、科学で計算したビタミンやミネラルが同じように含まれているのかは、はなはだ疑問が残ります。

野菜だけではなく、肉も同じです。摂取カロリーやエネルギーの計算も、すべての牛や豚を種で区切り、たとえば牛肉という名詞で一括《くく》りにして計算します。しかし、和牛とオーストラリア産ビーフには、味だけでなく脂の量や質感も大きく違うのは、少しでも料理をした人ならわかるはずです。こういった明らかに違いがあるものをすべて同じものとして一纏《まと》めはいささか横暴に感じます。

自分が食べているものを、栄養学の観点から安易に評価してはいけません。

「じゃあ、何も信じられなくなるじゃないか」と思われるかもしれませんが、自分の身体に起こっていることを冷静に観察する能力を身につけることが、最初にすべき対策であり、その観察する能力を磨くことが、情報が錯綜《さくそう》している現代において必須の能力です。

果物は最初に食べる

そもそも「良い・悪い」の二元論で物事を評価してはいけません。「諸刃《もろは》の剣」という言葉がありますが、状況や場面によって、有益になるものもあれば、致命的な実害をもたらすものもあります。

それは栄養学に対する解釈においても同じことです。

たとえば、一般的には果物は身体に良いもの、と考えられています。しかし、少食のときに果物だけを食べてしまうと、果物に含まれるカリウムの影響で、身体のナトリウムバランスが崩れてしまうこともあります。

また、現代の栄養学では、果物は最後に食べるべきだと言われていますが、実際の野生世界を観察すれば、果物はどう考えても初めに食べるべきです。

「最初に食べたら、糖を摂取しすぎるのではないか？」と思われるかもしれません。しかし、果物の糖が吸収されるのは、食事の途中に食べたときや最後に食べたときです。「食事の最後に食べれば、血糖値の急上昇を抑えられるため、吸収力は下がるのではないか？」と思われるかもしれません。

しかし、この考え方は、果物の糖分が身体に残る時間を無視しています。腸までの道が、先に食べた食事ですべて詰まっているため、果物が本来持っている消化の良さが発揮できません。

果物を新幹線に、ほかの食物を鈍行列車のように考えていただくとわかりやすいでしょう。同じ1本の線路上で、先に鈍行列車が走っていると、いくら最高時速が勝っている新幹線でも追い抜くことができず、詰まってしまいます。結果として、果物の前にたくさんの食事を食べていると、身体に多くの果物の成分が吸収されて、太るという事態が発生します。

果物を初めに摂取した場合、果物の特性で早く腸までたどり着きます。そして消化も非常に早く行われるため、食してから数時間以内に便通があります。これは、果物という生物の在り方を観察すれば、すぐにわかることです。

果物は甘く実ることで、種子も含めて動物に食べてもらえます。そして、その種子を食べた動物がなるべく遠くに行きすぎないうちに種子を排泄してもらうことで、周辺に子孫を繁栄させていきます。排泄物にまみれた種子は、微生物によって土壌が潤うため、成長しやすい環境の中にいるといえます。

栄養学も発展途上の学問

現在、私たちが見聞きしている知識というのは、生物が何億年も培ってきた歴史の膨大な情報量からしたら、ほんの一部です。そして、科学がどれだけ進歩したとしても、今の栄養学は20年後には、まったく違うものになっているでしょうし、20年後の栄養学は、その次の20年後にはまったく別物となっていると考えられます。

すなわち、現段階で科学が正解である根拠はどこにもありませんし、時代とともにより正確に解き明かされていきます。その内容によっては今までと真逆の食事が正しいと言われる可能性だってあります。

当然ながら、今の科学を全否定しているわけではありません。研究が無意味だと言いたいわけではなく、研究者は常に切《せっ》磋《さ》琢《たく》磨《ま》をしていて、その発表される文献や理論は誇るべき一歩一歩です。

しかしながら、どの分野においても、研究はまだまだ発展途上です。その発表を聞く側が、研究者に思考を任せきってしまう姿勢に問題があります。

栄養学を信じすぎるために起こる悲劇

私は栄養学のすべてを否定しているわけではありません。農薬も肥料もすべてを否定しているわけではありません。

現代の栄養学がすべてで、その栄養学どおりに食事をすることを正義としていることを、農薬や肥料を安易に悪者扱いすることを否定しています。

頭でっかちに栄養学を取り入れてしまうと、自分の体感を信じることができなくなり、またもし間違った状態を続けているのであれば、その間違った状態こそが正常だと思う危険性があります。なぜ間違った状態を正常と思うようになるのかというと、人は今活動している自分を正当化する癖があるためです。

つまり、なんだかんだと生きてきて、さして大きな問題もないような感覚で生活ができてしまっている自分がいます。問題が起こっていない自分の今までの人生を、間違っているとは思えなくなるということです。

これは恒常性維持機能（内部・外部の環境の変化で身体のリズムが左右されないように維持

する力）とも密接なつながりがあり、残念ながら行動を変化させたほうが（たとえば少食にしたら）、体調を崩す場合も少なくありません。こういった食生活を変えては体調に違和感が出る現象を繰り返すうちに、間違っている自分の食生活を続けることになります。

栄養学は羅針盤として使う分には便利かもしれませんが、一度でも「正しい」と認識してしまうと、なかなかそのレッテルをはがせなくなります。

食事をとらないことは、一つの選択肢

私は日本ショートスリーパー育成協会の理事長をしていることもあり、短時間睡眠を推奨しています。

しかし、「断眠」はまったく推奨しておらず、あくまで睡眠時間を短縮するための方法論を伝えています。私の1日45分という短い睡眠時間は、日常的に1日7時間眠っている人からすると、ほとんど眠っていないように感じられることもあり、「寝なくても生きられるのではないか」と言われることも少なくありません。確かに私は45分の睡眠でも「よく寝た」と体感できるのですが、完全な断眠では生きていけないか、精神に異

常をきたすはずです。

同じように、食事量を減らすということはあったとしても、完全に食事をなくすということはよほどの人でないかぎり無理です。

もちろん、野生動物にも、食事をとれないという状況はあります。しかし、それは目の前に獲物がいない状態であり、わざわざ食事ができる状況で我慢をしているような動物はいません。そんなことは、当然ながら大きなストレスとなります。

ヒトも自然の一部です。不自然な存在となることはリスクがあると知ったうえで、極論に走らなくてもいい状態を維持することを普段から心がけることが大切です。

話は戻りまして、食事をとらないことは、一つの選択であり、その選択肢を選ぶ人が必ずしも偉いというわけではありません。必要以上に少食を讃《たた》える文化も不自然であり、少食のデメリットが見えなくなる要因となるので注意しなければなりません。

専門家の指導の下、断食やファスティングを行いましょう……とは言いません。現代は誰が専門家かもわかりづらい世の中ですし（私も専門家とは言いづらい立場です）、専門家に任せきってしまい、自分自身は何も考えない状態こそ、最も危険だともいえます。

あくまで健康や美容はすべて自己管理が前提です。事前の下調べや、やりはじめてから起こる事態のすべてを自分で引き受ける覚悟もなく、断食やファスティングを試みるのは、安易な行動でしょう。

この本の中で週3食という超少食を提案していますが、これも無理をして行うものではなく、食べなければならないというマインドセットを取り外し、または食べてはいけないというプレッシャーから放たれ、食事を中心とした生活リズムから脱却するための一つの方法として認識していただきたいと思います。

とはいえ、週3食の食事で何不自由なく生活できることを実感できれば、より食事に対する強迫観念が抜けて、食事を楽しむことができるようになるという内容となっています。

食事を楽しんでとること。

この前提条件をなくして食べることは目の前の生物に対する侮辱行為だと考えています。

第2章

ビジネスが加速する週3食生活

ビジネスに必要な集中力も少食から生まれる

✚少食のメリット①

本書のタイトルは『食べない人ほど仕事ができる！』ですが、その根拠となる要素は多岐にわたっているものの、最も直截《ちょくせつ》的にビジネスに好影響をもたらす少食のメリットは「集中力が増す」ことでしょう。

とはいえ、「集中力」という言葉の定義はあいまいなものです。便利な言葉である集中力ですが、さまざまな状態を指します。

たとえば、お箸《はし》で米粒一つを摘むような繊細な集中力もあれば、自動車の運転時のように、前を見ながらアクセルやブレーキのコントロールをし、サイドミラーやバックミラーを確認し、オーディオを楽しみつつ、助手席の人と楽しく会話をしながら、歩道を歩いているお姉さんが可愛いなあと思いつつも安全運転できるような、さまざまなタスクや思考を無駄なく効率的にこなしていく集中力もあります。

どちらかというと、ビジネスで必要な集中力は後者です。ですので、ここでは集中力を「目の前のタスクを最適化し、望む結果まで誤差なく到達する技術」と定義して解説していきます。

そしてもう一つ、集中力にとって大切な要素として継続性があります。集中力とは、短期的に発揮されることが望ましい場面もあれば、長期的に保たなければならない場面もありますが、仕事などの集中力は短期的では使い物になりません。

「5分だけは誰よりも集中できる人」よりも「8時間、ほかのことによそ見をしない人」が一般的な会社では必要とされています。

長時間の集中力を得るには、少食は非常に有用であり、そしてそのための難易度も低いといえるでしょう。

マインドフルネスなど、集中力を高める方法はさまざまありそうですが、こと少食についていえば食べないだけで集中力をアップさせられます。普段とっている余分なものを減らすだけで劇的な変化を得られるのです。

間食が集中力を低下させる

「お腹がすいたときに集中力が下がるのでは？」という質問もあるかもしれません。

しかしそれは、お腹がすいたときにいつでも食べるものがある前提での話で、本書で推奨する週3食を実践している人であれば、まったく問題ありません。

仕事の合間に、チョコレートなどを食べる人は、いつでも食事（間食）をするか、仕事をするか、という二択が目の前にある状態です。これでは、空腹感に苛《さいな》まれたときに集中力が劇的に低下します。

この低下した集中力を回復させるには、あきらめて食べてしまう以外には、身体が肝グリコーゲン（第4章で詳述）を消費して血糖値を向上させるまで粘り強く待つか、頭が切り替わるように移動したりして仕事環境を一変させるか、仕事内容そのものを大きく変更するか、くらいしかありません。

デスクに座って周囲を見渡してみてください。仕事中に間食している人と、間食を一切しなくても集中できる人に大きく二分できます。前者は「間食することで途切れかけた集中力を継続させてるんだ」と反論するかもしれませんが、実際のところは間食するために集中力を言い訳にしているのであって、生産性は上がっていません。

そもそも、お菓子などに大量に含まれる白砂糖は麻薬よりも恐ろしい中毒性があると言われています。無添加・無化調にこだわっていたものの、閑古鳥が鳴いていたあるラーメン屋の店主は、やけくそになってスープに大量の白砂糖をぶち込んだところ、客足が増えたと語っていました。

身体が欲しているから食べたいんだと言う人もいますが、そうではなく、単純な中毒症状として本来必要ないタイミングで白砂糖を求めてしまうのです。集中力アップのための間食どころか、間食のせいで集中力が途切れているのです。

一方、もともと少食で、間食を食べる習慣がない人は、糖の中毒や空腹感に苛まれることもなく、淡々と仕事を集中してこなすことができます。

食べると内臓も集中力を使ってしまう

人が物事に集中する「個数」には限界があります。聖徳太子の伝説ではありませんが、複数の人の話を同時に理解することが無理なことと一緒です。

あれもこれも同時に進めるマルチタスクが、じつはあまり効率的ではないということはよく言われていることです。シンプルに一つひとつのタスクを集中して片付けていったほうが効率的であると。

しかし、その集中するタスクの「個数」に、意識していないものが含まれている可能性について考えたことがあるでしょうか？

この質問だと、意図が伝わらないかもしれないので、例を出しましょう。

今読書をしているときに、「足の裏！」と突然誰かに言われたとします。すると、足の裏に意識が向かい、足の裏の状態を気にしてしまいます。

この足の裏ですが、意識が向くまでは存在しなかったのでしょうか？　違いますよね。足の裏は存在していて、しかも正常に作動はしているが意識の外にあった状態です。もし、この足の裏が冷え切っている状態が続いていたとすれば、そのうち風邪を引くかもしれませんし、集中力は驚くほど低下します。

何を伝えたいかというと、じつは意識をしていなくても、身体や内臓器は、常に集中する個数の限界値に影響しているということです。

ランチの後に異様に集中力が下がってしまうことは誰もが経験したことがあるのではないでしょうか。

これは、消化器に血流が巡り、内臓の運動が発生するためです。つまり、意識の外側にある身体のいくつかの器官に集中力が優先的に使われているために、本来向かうべき目の前の事象に集中できないのです。

食事を１日とらないで活動してみてください。初めは、血糖値が下がることによって、思考力が低下しますが、身体や糖の使い方を肉体が覚えはじめると、驚くほど思考がクリアになります。

少食をはじめた人の多くが、以前に比べて思考が驚くほど澄んでいると表現します。この思考がクリアになった状態は、断食やファスティングのときにも感じることができます。

できれば、恒久的に頭を冴えている状態でキープするためにも、食事のタイミングや食べる量というものは、自発的にコントロールしたほうが良いことは明白です。

勝負どころの直前や、当日には食事を抜くというスポーツ選手や経営者が多くいます。極限で勝負をしているアスリートや経営者は、食事が身体に及ぼすダメージや影響に対して敏感に察知して対応しています。

最近は余計な脂肪を排除し、筋トレによってフィジカルを鍛えている経営者も多く、食事内容も糖質制限をするなど負荷を減らした人が多くなっています。

野生の集中力を研ぎ澄まそう

野生動物の世界では、食事をした後に極度に集中力が必要になる場面は滅多にありません。それは、獲物を狩って食べることが最も集中力を必要とするからです。

基本的に最高の集中力はある程度の空腹状態で発揮されるものです。よって、1日3食の人は、この野生の本能である集中力を発揮できません。

第1章でもお伝えしていますが、自分自身の免疫を使うと非常に疲れる（↓31ページ）ことに対し、本能やメカニズムを活用することで身体の負荷を減らした状態で集中力を発揮することができるようになります。

これは、短期間の集中力から、長期間の集中力に切り替えるために重要な要素です。

食事という快楽を求めることは悪いことではありませんが、集中すべき大切な仕事のタイミングが直後に待っているのに、欲望に任せてお腹いっぱいの食事をとってしまうことは、大きなリスクを抱えることになります。

何も考えずに、常識や平均というものを信じ込んでしまい、結果として１日３食をとっている人と、仕事の効率や、自分の健康を気遣って、自分の身体やコンディションを冷静に観察しつつ少食を貫いている人には、集中力や、成果物に大きな差が発生することになります。

少食になるだけで、そんなにも変化するのか？　と疑問を持つ人ほど、ぜひ少食を実践してみてください。集中力とは、目に見えないものだからこそ、些細《ささい》なことでも大きな変化があります。

些細なことでも変化すると言ったものの、もちろん食事というものは些細なことではありません。

野生動物にとっては１日に一度あるだけで、生命は十分につなげられるものであり、一度の食事は本来、その日の一大イベントです。その一大イベントをこなした後に、「さぁ集中するぞ！」というのは、動物の在り方として、どだい難しい話なのです。

メタボの危険性が圧倒的に下がる
＋少食のメリット②

そもそもメタボや肥満という状態が、究極の危険状態です。むしろ、多少倒れるほどの飢餓状態のほうが正常であり、健康的と言えます。

断食やファスティングによる一時的な水分、糖、ナトリウムの不足による倦怠《けんたい》感や体調不良、筋肉量が少しだけ軽減するといったリスクと天秤《てんびん》にかけても、メタボのほうがリスクは高いと考えています。前述のようなリスクがあったとしても、食欲のコントロールや、体重の低下を狙ったほうが、はるかに健康的といえます。

メタボの方からすると、こういった指摘に対して「俺はそこまで不健康ではない」と思われるかもしれませんが、今現在は症状が出ていなかったとしても、肥満であることのリスクは継続して続きます。メタボによるリスクの発生は時限爆弾のようなイメージで、いつ爆発するかの予測がつきません。

メタボというだけで、全身にダメージや沈殿物が発生します。少食や運動によるダメージやリスクの多くが、局所的かつ単発で発生することに対して、メタボは全身の危険レベルが並列的に上昇します。いわば一触即発の事態となっているため、今日無事でいることが、明日無事でいる保証には必ずしもつながらないのです。

もちろん、メタボじゃなかったとしても、今日の無事が明日の平穏につながる保証はありませんが、メタボの危険度は日を追うごとに何十倍にも膨れ上がると考えておくらいがちょうどいいでしょう。

週3食に挑戦する前は、生物の本能として食べないことに恐怖を感じることがあるでしょう。しかし、私の提案する週3食という食生活をしながら、適切な運動と複数のミネラルの摂取を続ければ、否応なしに体重と脂肪が落ちていきます。必然的に細マッチョになっていきます。ただし、ダイエットが目的ではないので、体重と脂肪が落ちるのは結果論と考えてください（第1週から3kg落ちたという報告もありますが）。また、そのほかのことでも明らかな変化を数日で体感できます。

先述したとおり、少食に危険がまったくないとは言いません。この発言を無責任と捉えられるかもしれません。しかし、この世で100%安全なものなどありませんし、肥満になる危険性に比べると、少食による危険性ははるかに低いと断言できます。

運動すると食欲が減る良スパイラルが発生する　＋少食のメリット③

空腹感が出るのは低血糖が一つの原因であるとお伝えしました。

食事をせずに、運動をしないということは、低血糖・低体温をキープするリスクにもつながります。低体温状態は、免疫力や代謝の低下を招き、脂肪の蓄積を促すこととなります。脂肪の蓄積はさらなる低体温症や冷え性の発生を促し、低血糖は食欲を増進させて、空腹感を我慢しなければならなくなります。そして、身体の倦怠感も相まって、運動をまったくしないという悪循環が完成します。

じつは食事制限や、断食、ファスティングや少食を実践する人こそ、無理のない範囲でかまいませんので、運動や筋肉トレーニングを行うことが大切なのです。

運動をすると、アドレナリンやノルアドレナリンといった物質が分泌されます。また、筋肉トレーニングをした部位に関しては、脂肪の燃焼や、成長ホルモンの分泌なども発生します。グレリンという空腹ホルモンも運動により抑制されます。

また、アドレナリンやノルアドレナリンは、脂肪を遊離脂肪酸（↓１１１ページ）に分解することで、血糖値が上昇して低血糖状態が解決し、空腹のシグナルが抑制されます。

右記のような多重効果によって、運動後には食欲を感じることが少なくなります。

若々しさが手に入る　＋少食のメリット④

サーチュイン遺伝子（ＳＩＲ２）をご存じでしょうか？　若返り遺伝子や長寿遺伝子とネーミングされることもあり、老化を予防する遺伝子というイメージを持たれることが多いようです。

事実、２０１３年8月30日、国立遺伝学研究所の小林武彦教授らの発表によると、サーチュイン遺伝子を破壊するとマウスの寿命が半分に短縮し、反対に発現量を増やすと寿命が顕著に延長すると伝えられました。サーチュイン遺伝子が活性化し、その副次効果として「リボゾーム ＲＮＡ反復遺伝子群」と呼ばれるものが安定化するのですが、この二つの遺伝子が活性化することによって寿命が伸びるそうです。

じつは食事制限がサーチュイン遺伝子の活性を高めることが知られています。サルの食餌制限をすると健康寿命が延長したという報告があるのですが、そもそも生物が飢餓状態に対応するために必要な遺伝子が、このサーチュイン遺伝子なのだと解釈されています。

また、寿命が伸びることを期待できるだけではありません。寿命が延びるということは、すなわち若々しさも保たれるということです。

若々しいとは、女性だけではなく、男性にも重要な要素です。年齢よりも、肌ツヤが若く見え、頭髪や筋肉が雄々しい男性は、精力的かつ魅力的に見えます。「自分は若さなんて気にしていない……」と思っていても、周囲の人はあなたの見た目や健康状態を想像以上に気にしています。年齢からは想像できないほどの若々しさは周囲から一目置かれるだけではなく、羨望《せんぼう》の眼差しを得ることにつながります。

初対面のときの印象が大切とよく言われますが、話し方や服装といった上辺のテクニックだけでなく、そのベースとしての若々しさという能力を向上させることが印象アップのカギになるはずです。

若さを保つための方法として、少食であること以上に簡単なものはありません。弊社スタッフを含め、19歳~50歳が週3回の食事を実践していますが、ほぼ全員が「肌ツヤが良くなった」「今までよりも若く見られるようになった」と語っています。

繰り返しますが、新しいことをする必要はなく、今まであった余分な食事を減らすだけで、この効果を得られるのです。

もちろん、サーチュイン遺伝子の活性化が長寿や若々しさの秘訣《ひけつ》となるわけですが、テロメア（染色体の末端を保護する役割があり、寿命との因果関係が深いとされている物質）やほかの寿命に関わる因子はまったく別問題です。このサーチュイン遺伝子の研究結果のみから少食をすると寿命が延びるとは断言はできません。

ただし、少なくとも少食であることは、肥満になることに比べて、経済的、対人心象的、空間的メリットも多く、生活習慣病になる可能性も低下します。寿命や若返りの効果はあくまで副産物レベルで期待すればいいでしょう。

お金がかからない　＋少食のメリット⑤

総務省統計局『家計調査報告（家計収支編）』のデータによると、単身世帯の月平均の食費は、４万２０２円となっています（外食1万１８６０円、酒類１９１７円を含む）。

当たり前ですが、週3食の食事にすると、この金額が大きく下がります。1食にかけるお金が多くなるのではないか？　と思われるかもしれませんが、実際には、金額はそこまで大きく変動しません。

弊社スタッフと受講生の方を合わせて10人以上が週3食生活をしていましたが、運動後のプロテインドリンクの金額も含めて、平均すると1日の食費は500円以下となっていました。すなわち、毎月1万5000円で生活できることになり、平均から考えても、約2万5000円以上の食費が浮きます。年間で考えると、なんと30万円ものお金が手元に残るわけです。

消費支出に占める飲食費の割合をエンゲル係数と呼ぶことは、学校の教科書で習ったことがあるでしょう。最近では、あまり耳にしなくなりました。もともとは、経済的に発展途上の国ほど係数が高く、成熟するほど低下してくるものという認識があり、経済大国の日本人からしたら注目すべき係数に感じられなくなったからかもしれません。

しかし、じつは2010年代の半ば以降、日本での2人以上の勤労者世帯でエンゲル係数が急上昇しています。2017年2月17日に総務省が発表した「家計調査報告（家計収支編）平均速報」によると、2016年のエンゲル係数は25・8％で、1987

2010年の半ば以降、エンゲル係数が急上昇

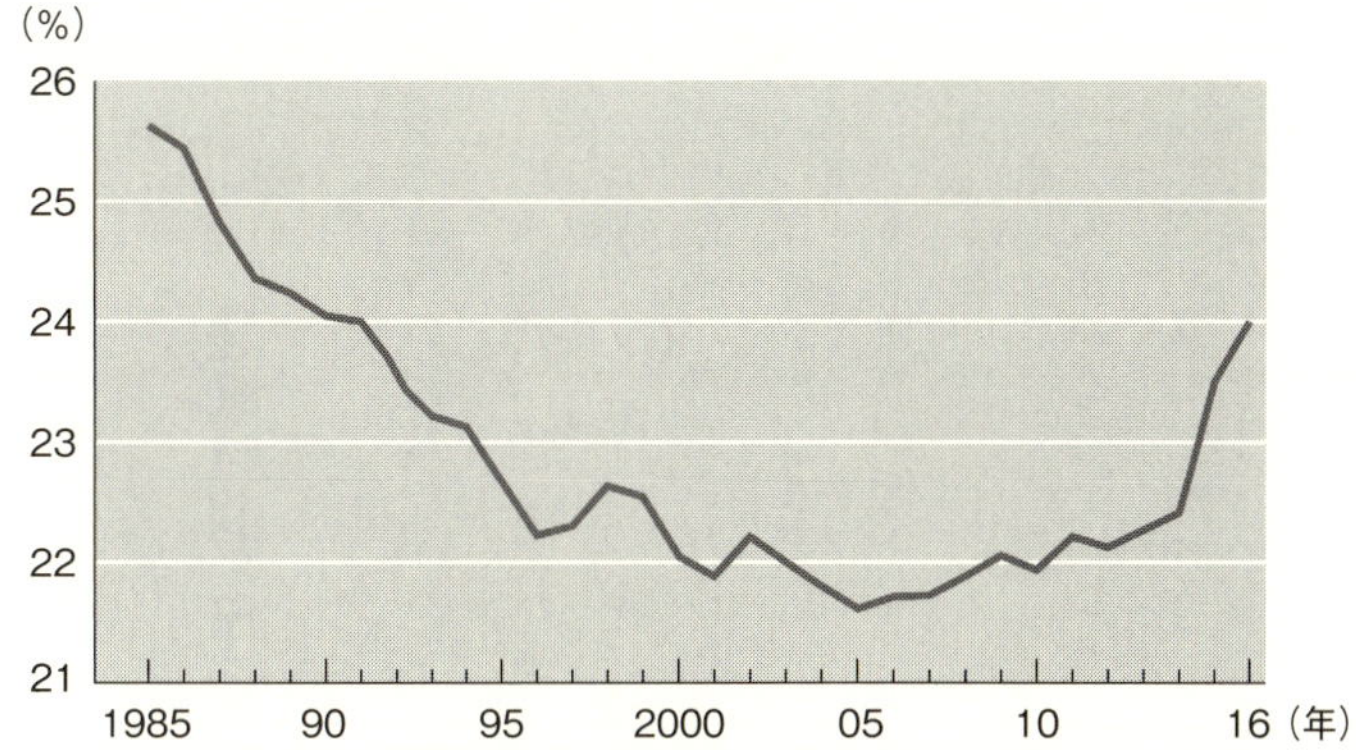

※グラフは2人以上の勤労者世帯のデータ（農林漁業世帯を除く）。
「日本経済新聞」（2017年2月17日）のデータを基に作成。

しかし

週３食によって劇的に食費を抑えられる。

年以来の高水準とのこと。ライフスタイルの変化や物価の上昇、節約志向の高まりなど、さまざまな要因が考えられていますが、私たちが意識している以上に、食費が家計を圧迫しているのかもしれません。

　ですので、週3食による食費のカットは、家計の健全化に大いに寄与するはずです。

　また、食事にかかる時間も平均して1日1時間15分ほどというデータがありますが、週3食であれば、1週間で1時間15分ほどと、7分の1まで時間が短縮されます。

　もちろん、洗い物の数が激減する

ことから環境にも優しくなります。

睡眠時間を圧縮し、自由な時間ができる　✚少食のメリット⑥

食事の回数が減ることで、仕事中に睡魔に襲われる回数は激減します。

なぜ食事をすると眠気が発生するかというと、血糖値の上昇や体温の上昇→下降という眠りのフェーズに入りやすい生理作用と、オレキシンという覚醒《かくせい》を補助するホルモンの分泌が抑制されるからです。

また、本来は手足や足先にめぐるはずの血液が胃腸といった消化器官に回されます。すると血液が低下した手足に心地よい気怠さが生まれて、強い眠気の発生につながります。

食事をしないということは、こういった覚醒に不利な状態を防ぐことができるため、少食の人は、食事をたくさんとる人に比べて、眠気に悩むことなく生活ができるようになります。

眠気や睡眠についての詳細は、ぜひ拙著『できる人は超短眠！』をご覧になってください。

詳細は割愛しますが、睡眠とは、現代人が考えているよりも長時間とる必要がなく、それどころか寝なければ寝ないほど健康リスクが下がることなどを事細かに解説していますので、こちらの本もご購読いただけると幸いです。

そもそも洗い物の時間や、料理の時間、食べる時間などが減ったうえに、睡眠時間が減ることによって、活動時間が大幅に伸びることになります。

健康や美容が気になる人は、このできた時間によって、運動やフィットネスクラブに行くこともいいかもしれません。

今まで、時間がなくて取り掛かれなかった「あと一手間」ができるようになることによって、仕事のクオリティも飛躍的に上がります。仕事中の眠気も除去されることから、集中力が上がり、早めの納品などもできるようになった人もいます。結果として、お客様がリピートしてくれる確率も上がります。仕事の充実度が上がり、昇進だけでなく、自分自身の仕事の楽しみが増えることになります。

もちろん、食事をしたうえで眠気が出ないことが理想でしょう。しかし、それには訓練などが必要になります。ですので、眠気を除去し、今までなかった時間を生み出すには、食事回数を減らすことが一番簡単でシンプルな手段とお伝えしています。

不自然な食を体内に取り込まない　✚少食のメリット⑦

肥料や農薬にまみれた野菜、運動不足で脂肪がたっぷりと乗った動物を食べることは、美味ではあるかもしれませんが、健康面においては害悪以外の何物でもありません。

もちろん、農薬悪玉説は極論すぎます。これはすべての農薬に言えるわけではありませんが、農薬があったことで食べられるようになった野菜もあります。

きゅうりは江戸時代にはまったく食べられず、徳川光圀《とくがわみつくに》に「毒多くして能無し。植えるべからず。食べるべからず」と言われていたり、貝原益軒《かいばらえきけん》は「これ瓜類の下品なり。味良からず、かつ小毒あり」と書籍に書いています。幕末に品種改良が重ねられて、今のきゅうりになりますが、その際に大量の農薬が使用されたと言われています。

農薬は人が人のためにつくったものであり、害虫を寄せ付けないように創意工夫を重ねたものです。農薬のすべてが悪いわけでも、悪意があるわけでもありません。

しかしながら、自然の状態とはかけ離れた存在になっている植物やフルーツを食べることは、必ずしも人体にとって有益になるとは限りません。

栄養学上の数値は前章でもお伝えしたとおり、スーパーで並んでいる食品とは違うものです。効果効能が保証されているわけではないのです。かといって、都会に住んでいて、完全な自然のものを食べることは難儀です。

食事をとるということは、すなわちほとんどの場合が不自然となっている食材を得ることになります。

そんなことを気にしていたら何も食べられなくなります。しかし、なるべく自然な状態でありたいという場合において、少食であることは大きなメリットであると考えられます。

欲に対して免疫ができる

＋少食のメリット⑧

食欲も睡眠欲も性欲も、食べれば食べるほど、寝れば寝るほど、色情に溺れるほど、より大きくなるという特性があります。

欲が大きくなるという表現はわかりづらいかもしれませんが、欲に慣れてしまうために、量を増やし、かつ新しいものを渇望してしまう。こういった類の情動も、欲が大きくなるという表現に含まれます。

三大欲求と言われる欲求はすべて間脳の中にある視床下部《ししょうかぶ》が中枢となっています。いずれかの欲求が強くなることで、ほかの欲求もつられて強くなることは十分に考えられます。私の周囲にいる経営者や成功者と言われる人たちは、お金も異性も、食事も豪勢になっています。我慢ができないというよりも、欲そのものが大きくなっている印象です。

欲が大きくなることが悪いわけではありません。しかし、「〜してしまう」という心理状態は決して精神的に裕福な状態とはいえません。自分が自分のことを抑制できないときに、人は想像以上のダメージと自己嫌悪を伴います。

食事において欲の免疫力がないことで、物理的な体重の増加よりも懸念すべきことは、食事すらまともに管理できないという劣等感から発生するさまざまな問題です。

そもそも抑制できないほど欲を大きくしてしまうのではなく、少食の生活習慣を身につけることによって、自分でコントロールできる大きさに食欲を抑え、自己管理をしやすい状態をつくることができます。

1日1食は内臓器にダメージを与えやすい

✚1日1食と週3食の違い①

本書では1日1食〜週3食になることをすすめています。しかし、1日1食でも十分少ないのに、さらに週3食まで減らすことにどんな意味があるのか？　という疑問をお持ちの方もいらっしゃると思います。

一つ目の理由は、1日1食の人の多くが、習慣的、そして生理的なはたらきによって、睡魔の発生する夜に食事をしやすいことです。空腹感と睡魔は密接につながっており、夜に発生しやすい睡魔は空腹感を喚起します。そして、未消化のものが大量にお腹に入ったまま寝ると、その間に内臓器に大きなダメージを与えてしまいます。

週3食でも同じなのでは？　と思われるかもしれませんが、週3食はそもそも食べる日より食べない日のほうが多くなるのはもちろん、食べることに特段の執着を持っていません。要は、「今日食事をとってもとらなくてもどっちでもいい」「いつ食べたっていい」という状態です。自ずと、内臓器にダメージを与える夜に食事をとる人は、1日1食に比べて圧倒的に少なくなります。

精神衛生上、週3食の勝ち

＋1日1食と週3食の違い②

欲に任せて食べないということは、食事が美味しくなくなるのではないか？　と思われるかもしれません。しかし、1日1食も含め、毎日食事をとることが当然と思っている人には感じることができない感謝を持つことができます。

漫画やアニメでは、お腹をすかせたキャラクターが、目を輝かせて食べ物にかぶりつくシーンがよく描かれます。これは漫画やアニメの世界だから……と思いますか？　また、自分とは無縁の世界に感じますか？

週3食を実践するということは、食べることのほうが非日常になります。必然、いざ食事をするときはほかの誰よりも料理が輝いて見え、感謝の気持ちも湧き上がってきます。

また、ビジネスマンにとっては自分の限られたリソースを、向けるべき対象に最大限発揮することが大切です。

しかし、そのリソースを食事に悩むことに使うのはもったいないことです。食事をとるサイクルが短い人ほど、短いスパンで食事のことが頭をよぎります。食事をしている時間だけが、食事に関与している時間ではないのです。

1日3食の人は、約3～5時間程度のスパンで食事のことを考えはじめることになります。1日1食の人であれば、16時間程度でしょうか（睡眠時間を除く）。週3食となると、そもそも食事をとることをしばらく忘れることも少なくありません。私も気づけば4日ほど飲まず食わずで過ごしていて、ふと仕事の接待のときに、「あ、これ4日ぶりの食事だ」となることもあります。

4日ぶりの食事だと、血糖値が急上昇してしまうのでは？　と思うかもしれませんが、肝グリコーゲンなどが不足しているため（グリコーゲンなどのメカニズムについては第4章を参照）、心配するほど急激に血糖値は上がりません。

週3食だとダイエットが気にならなくなる　✚1日1食と週3食の違い③

1日1食はダイエットに効果的と手放しでは言えない事情があります。というのも、1日3食の人よりも身体の吸収率が上がってしまうため、体重や脂肪が増えてしまうことがあるからです。

一方、週3食も吸収力は上がりますが、所詮は週3食。それぞれをフードファイターのような食事にしたとしても太るのは不可能です。週3食で太るためには、一般的なカロリー計算で考えても、1食で約5000kcalも食べなければなりません。そもそも、少食で胃袋が小さくなっている状態でこれだけ食べることはかなり困難といえます。

このように、こうしたダイエットに関する不安や食事に対する自罰感情を、完全に頭から抜いて食事ができるのが週3食の醍醐《だいご》味《み》です。

週3食という食生活は、食事を毎日食べなければならない、栄養をとらなければならないという強迫観念からの脱却が目的です。そしてその目的を達成し、食べること、そして食べないことの罪悪感もなく、体重が無為に増えていくような事態にならないことの幸福感は、実践者しかわからないものです。

週3食が当たり前になると、食事ができない時間に「我慢」という概念が入りません。しかし、食べるときに食材・料理に向き合い、感謝して楽しく食べる。この繰り返しで人は十分に幸せに生きることができます。

一人暮らしで、必須家電と考えられている冷蔵庫を捨てた週3食実践者もいます。自分一人の生活において、非常食を除いて食材を保存しておく意味もないという認識になったようです。

「でも、電子レンジは必要なんですよ」

私は「何をわけのわからないことを言ってるんだ⁉」と一瞬訝《いぶか》しんだのですが、どうやら、久々に買ってきたお弁当をしっかり温めて食べることは、彼にとって保存よりも大切なことになったようです。

少食が偉いわけではない

本章の最後にお伝えしたいことがあります。

それは、少食だから偉いということではないことです。

日本では、食べられることが当たり前になりすぎて、食べることを我慢できる人や、食べられるのに食べない選択をしている人こそ偉いという認識になっていることが多くあります。断食やファスティングの流行の根底には、食べないことこそ善という安直な発想が透けて見え、逆に肥満やメタボリックであることを、欲の権化のように捉えるようなところがあります。

確かに、必要以上に食べすぎることや、自分を律することができないことは、その人を評価する一つの判断材料かもしれません。しかし逆に考えると、食べることを止められない、体型が大きくなってもなお食べたくなるほど、現代の食事情は甘美なものなのです。

こと健康面を度外視して考えれば、食事情について他国と比較した場合、日本はトップレベルの水準です。

もちろん、経済的、あるいは家庭環境的な事情により満足な食事を得られない人や子どもがいることを忘れてはいけませんが、少なくとも日々食料に困ることなく生活できている人は、肥満率を問題視するばかりではなく、食料で困ることのない現代をつくろうと尽力してきた先人たちに、もっと感謝の気持ちも持っていただきたいと思います。

第3章

実践！
週3食への近道

健康に関する捉え方を改める

健康というものはさまざまな要素のバランスのとれた状態であり、一概に「このような状態が健康だ」という定義は、厳密には存在しません。

一応、WHO憲章では、その前文の中で「健康」について、次のように定義しています。

「健康とは、病気でないとか、弱っていないということではなく、肉体的にも、精神的にも、そして社会的にも、すべてが満たされた状態にあることをいいます」

さて、肉体的だけではなく、精神的、そして社会的にもすべてが満たされている状態というのは、日本国民の何%が達成できているのでしょうか。

少なくとも右記こそ健康というのであれば、筆者である私は健康的ではないように思います。もちろん、そのような状態を目指して日々精進していますが、まったくもって簡単ではありません。

二元論や健康という言葉に惑わされて、総合的な判断能力が落ちないように気をつけましょう。健康という、曖昧《あいまい》なものに対して気をつけようとしても、具体的に何に気をつけてよいのかわからず、結果として、気をつけているふりをすることになるからです。ですので、まずは自身にとって健康といえる状態が何か、その定義を決めることが重要です。

身体は物理法則どおりに動きます。第2章であげたようなメリットを享受したいのであれば、まずは具体的な数字やルールを設けて努力するようにしましょう。結果として「自分なりの健康」と形容される身体をキープすることになります。

そうなってはじめて、数字やルールを手放すことになりますが、新しい習慣に取り掛かるうえで、これほど精神論を許さず、明快なものはありません。

厳しく感じるかもしれませんが、竹を割ったような判断基準を持つことが、迷わずに目標達成に突き進むためには重要なのです。

週3食のステップとルール

では、具体的に週3食になるまでのステップを、注意点を交えて解説していきましょう。

本書の執筆にあたり、10人のモニターに挑戦していただきましたが、みなさんはおよそ1カ月で週3食の習慣を手に入れました。

その際に設けたステップは、いきなり週3食ではハードルが高いので、徐々に食事の回数を減らして身体を慣らしていく形にしました。

栄養が足りなくなるのでは？　と心配されるかもしれませんが、基本的にミネラルを摂取していれば、栄養が足りないことで大きな問題が発生することは少なくなります。

食生活の移行期は身体が慣れていないこともあり、今までのエネルギー効率や身体の使い方をしようとします。結果として、極度の空腹感や栄養不足感、低血糖を感じることがありますが、2週間ほど継続すると慣れてくる人が多いようです。

さて、そのステップですが、具体的には第1週は1日1食、第2週は週5食、第3週は週4食、第4週で週3食と減らしていきました。

また、ルールとして次のことを決めました。

●食べるメニューやカロリーを制限しない。
●食事の時間を固定しない。
●職場や家族の環境を整える。
●ガムを噛むのはＯＫ（糖質可、食べすぎや頼りすぎに注意）。
●毎日運動をし、その後プロテインドリンクを飲む。
●筋肉にこだわりがある場合はアルコールを極力控える。
●接待などのアポイントメントやイベントなどの付き合いでの食事は1食にカウントしなくてＯＫ。

週3食という時点で厳しく感じるかもしれませんが、断食やファスティングと比較して、優位な、というか、ゆるゆるな点がたくさんあることにお気づきでしょうか。

確かに食べる回数は減りますが、何を食べても、カロリーが高くてもOKです（ただし、食べたその後に、心身にどのような影響が出たかを冷静に分析してください。もし明らかな不調が出れば、自分なりに食べ方を工夫することが大切）。

また、接待といったイベントのときに食べることもOKとしています。ビジネスパーソンにとっては、接待も大切な商談の場です。友人とのコミュニケーションも、クオリティ・オブ・ライフには重要です。そのときに、食事制限をしているからといって何も食べなかったり、飲めるお酒を飲まないというのは社会性から逸脱した行為です（もちろん、食事がメインにならないように注意することが大切です）。

そして、毎日30分程度運動すれば、その後はプロテインドリンクを飲むことができます。

こうして見ると、「週3食」という修行じみた響きによる精神的な負担も、だいぶ緩和されるのではないでしょうか。多くの人にとって、食事を我慢することは身を切り裂かれるほどの苦しみが発生しますが、食べるものが自由であるなど、前述のようなルールであれば、そうした情動をかなり抑えられるはずです。

とはいえ、ルールを守るうえでの注意点や、空腹感や飢餓感への対処法も重要になってきます。

何を食べてもＯＫな理由

＋「ばっかり食い」実験の検証

食材は多いほうが、たくさんの種類を食べたほうが健康によいという考え方があります。これは、「毎日３食を食べましょう」や「食事の時間を決めましょう」と同様に、すべて不自然な話となります。

事実、１９８５年に厚生省（現在の厚生労働省）が食生活指針として打ち出した「１日30品目食べましょう」は、２０００年には撤廃されています。この撤廃理由についてさまざまな憶測が流れましたが、日本人の体重が明らかに増えてきたことが有力な理由として考えられています。

さて、厚生省が誤った情報を流したのかどうかですが、実際には１９８５年の時点では肉体労働者は非常に多く、かつ家電も発達していなかったこともあって主婦も家事によって多くのカロリーを消費していました。もしかしたらその時代には正しかったのかもしれません。

また、視点を変えると、一人で1日30品目も食べるということは、国民全体が多くの種類の食材を消費することになります。すなわち、食料品産業が潤い、経済効果も高くなるために打ち出されていたのではないかという見方もできます。

どれが正しいかを論ずるつもりはありません。ただ言えるのは、１９８５年に厚生省が打ち出した指針が、２０００年には撤廃されているという事実、ただそれだけです。仮に私が週3食の食事をすべて、具なしノリなしおにぎりを食べた場合、１日で食べる食材は０・３〜０・４種類ほどとなります。もちろん、そんなに極端に食材の種類を意図して減らすつもりはありませんが。

ちなみに私は、１日１食という縛りの中で、１カ月間マクドナルドのハンバーガー生活、１カ月間松屋の牛丼並盛生活、１カ月間野菜生活（ＫＡＧＯＭＥさんの飲み物ではなく、野菜しか食べない生活）、１カ月間スーパーで購入した肉（半額のシール付き）生活、1カ月間具なし蕎麦生活など、さまざまな「ばっかり食い」実験を自身の身体を実験台にして、体調の変化を研究したことがあります。

結局、野菜だけのときを除いて、いずれの場合も目立った体調不良が起こることはありませんでした。野菜だけのときは、精力の減衰や筋力の明らかな低下、異常な脱力感など、重篤な心身の不調がありました。意外と思われるかもしれませんが（失礼な発言かもしれませんが……）、1カ月間松屋の牛丼並盛生活のときが一番身体が軽く、仕事の生産性が高くなりました。もちろん、個人差があることは承知の上ですが。

私の実験は極端なものですが、「多くの品目を食べないといけない」と意識して食事をとろうとするのは、週3食を目指す道半ばにおいてはとくに大きなプレッシャーになります。何を何品目食べても問題ないという考えのもと、肩の力を抜いて食事を楽しんでください。

少食時のアルコールとの付き合い方

気になるアルコールについてですが、少食生活において、基本的にはあまりおすすめしていません。なぜなら、少食の状態で摂取してしまうと、筋肉が減少してしまうからです。というのも、第4章で詳述するインスリンが、エネルギーの生成ではなく、アルコールの分解に優先的にはたらくことになり、不足したエネルギーの代用として身体が筋肉を使ってしまうからです。

どうしてもアルコールを飲まなければならない場合は、その1時間ほど前におにぎりを2つほど食べて、エネルギー源である肝グリコーゲン（↓115ページ）を蓄えておくことで、筋肉の減少を防ぐことができます。

ただし、これはできるだけ筋肉を増やしたい、減らしたくないという引き締まった身体を強く求める人向けのアドバイスです。多少の筋肉の減少で日常生活に支障をきたすことはありません。日常的に使っている筋肉は減少しにくいからです。ですので、そこまで筋肉にこだわりがない人、帰宅後の晩酌が生きるよすがになっているような人はご安心ください。

とはいえ、1日1食～週3食という少食になるステップの中では、毎日運動することが条件になっていることは忘れないでください。

私が野生動物から週3食理論を構築した理由

ここまでもいくつか触れてきましたが、私は睡眠や食事の理論を構築するときに、いつも野生動物を参考にしています。まずはその理由からお伝えしておきましょう。

とはいえ、私がヒトと野生動物を比較して論を展開すると、いつも「横暴だ」というご意見をいただきます。

「ヒトは野生動物と違う！」とのことですが、まさにそのとおりです。

野生動物はヒトと違い、怪我などからの感染を除いて、病気になることは非常に稀《まれ》です。その意味で、ヒトと野生動物を一緒にして考えるのは、野生動物からしたら「軟弱な人間ごときと一緒にするな！」と怒られます。ヒトは彼らから謙虚に学ぶ必要があるのです。

野生動物よりも食事に困っていないはずのヒトが、野生動物ではありえないほどの病気に悩まされているのは、ある意味自然なことかもしれません。

余談ですが、インドネシアのじゃんけんのようなものです。インドネシアのじゃんけんは、ゾウ、ヒト、アリと区分されていて、ヒトはアリには勝ちますが、ゾウに潰《つぶ》されて負けます。ゾウに勝つのは小さなアリです。耳に入ったアリにゾウは悶絶《もんぜつ》すると考えたからです。このじゃんけんではありませんが、地球上最強の生物となったヒトを殺すのは、ゾウにとってのアリ、つまり人間にとっては生物としては最小・最弱である微生物です。

なぜヒトがこんなにも病原菌に弱くなっているのか、それは食事による要因が非常に大きいことは誰の目にも明らかです（ほかにも、化学物質や静電気などの要因も多々ありますが、今回は割愛します）。その野生動物に学ぶべき要素の一つとして、「食事時間を固定しない」というものがあります。

食事の時間を固定しないほうが自然

私が食事の日程や時間を固定させないことは、前項を踏まえてそのほうがヒトという生物にとって自然であると考えているからです。

そもそも週3食の食事を実践する時点で、毎日同じ時間での食事……は、すでに不成立です。週に3回の食事内容も時間もバラバラでかまいません。まずは固定概念を振り払うことが大切です。

世の中の常識や習慣とは相容れませんし、事実、「免疫力」が下がってしまう可能性が高いというのは正直なところです。しかし俗に言う「免疫力」は、血液内の白血球数の増減でしかはかられていません。ほかにも因子があるはずなのですが、それは無視されています。スピリチュアルではありませんが、今の科学では解き明かせない力を発揮する可能性も捨てきれません。

そもそも、食事の時間がほぼ確実に一定化していない野生動物が病気に負けることはほとんどありません。もしかしたら的はずれな話かもしれませんし、横暴な意見に聞こえるかもしれませんが、「食事のリズムを固定化しないといけない」という思い込みが不健康のはじまりの可能性は大いにありえます。

そうしたテーマの研究データというのは、残念ながら私は見たことがありません。もし、本当にないのだとしたら、まだ科学が解き明かしていない謎が、そこにあるということです。

大げさに考える必要はありません。大切なのは、今信じている理論や栄養学などによって、人間が病気になっている事実を見つめて、どのような形であれ、変化をすることです。無理をして食事の時間をバラバラにしてくださいというわけではなく、こだわりを手放すことが重要です。

「お昼だから、何か食べないといけない！」という発想を取り除いたうえで、お昼に偶然食べたくなり、食べられる環境で、食べるべきだと判断したときは、食べるべきなのです。

時間の概念にとらわれず、常識にとらわれない生活をすることで、やっと自分の身体と対話をする第一ステップが整ったといえます。

「夜、寝る前に食べていいの？」という意見もあるかもしれませんが、眠気が発生したときに強い空腹感に襲われることがあるというのは、先ほどお伝えしたとおりです。自由に食べることを推奨しているものの、このタイミングで食べることは、短眠実践者でもない限り胃腸にダメージを与えます。週3食であれば胃腸の回復にも時間が使えるので、問題はさほどないかもしれませんが、寝る前というのは唯一外したほうがよい時間かもしれません。

食事の時間を固定化しないときの注意点

食事の時間を固定化しない最大のデメリットについても正直にお伝えしておきましょう。

それは食べることの許可を24時間得てしまうことです。ですので、「いつでも食べていいというわけではない」ということを念頭に置かなければなりません。

ヒトも含めて動物は、本能的にエネルギーをできる限り備蓄しようとします。つまり、食料をいつでも食べられるシチュエーションであれば、食べられるときに食べておこうという本能が発揮されるのです。

現代社会のほぼ無尽蔵ともいえる食料（しかも各食品メーカーや飲食店が工夫を凝らした美味しそうな食事）を目の前にして、この本能がある限り、どうしても食事をとることへの我慢が発生しがちになります。

では、食事の時間をずらすにはどうすればいいのでしょうか。

第6章で詳述しますが、運動を行うことで、血糖値が上昇し、食欲を減衰できるため、今まで固定で食べていた時間……たとえば19時から夕食を食べていたのだとすれば、19時前から運動を開始することで、無理なく食事時間をずらすことができます。

食欲と闘わないために

もちろん、週3食になるまでは、食欲との闘いが必要になります。しかし、食欲を抑えるための独自のルールもつくることができます。

たとえば、食事は知人との約束のときのみにして、自分一人では食べないといったルールをつくることも、食欲の抑制のキッカケになります。

そもそも、目の前にケーキがあって、どうしても食べたくても我慢しろと言われたら、苦痛を感じます。そんなことを繰り返されたら、いずれ精神を病んでしまうかもしれません。

自分の家に帰ると、なぜか耐え難い空腹感に襲われることはありませんか?

今まで緊張して、交感神経が優位になっていたところから、帰宅して、誰の目にも触れない、気を許した家族しかいない空間になったとき、全身の力が抜けて、いつもリラックスできるソファや椅子に腰をかけます。そのとき、目の前に大量の菓子があったら……残念ながら、欲を抑え込むことができず、手を伸ばして食べることになります。

この食事が無意味と言うつもりはありませんが、食べた本人が罪悪感や、後悔に苛まれるのであれば、食べないほうが建設的です。

あくまで私の願いではありますが、自宅という空間に罪悪感や後悔を持ち込んでほしくないと思っています。「自分の家ではなるべく食べないように……」であったり、「冷蔵庫に入っている○○、今食べると太ってしまう……」といった感情で居住することは、本当の意味でリラックスしているとは言い難い状態です。

自分の家は鎧《よろい》を脱ぐ場所です。つまり、完全に気が緩んだ状態であり、またその状態をもつことは、仕事や活動を一生懸命行うためにも重要なことです。

気を緩めることが悪いわけではなく、気を緩めたときに、目の前に食材などがあり、自分の意図しないタイミングで欲の暴発が起こってしまうことが問題となります。

こういった後悔や罪悪感、緊張感を防ぐためには、非常にシンプルな方法として、家庭内の食材を減らすことが効果的です。ないものは食べられませんし、ないものを意識することもできません。

冷蔵庫を空にする

お腹が減ったらどうするのか？　という質問もありますが、お腹が減るとは、食べられる可能性のあるときにしか問題視されません。食べることが不可能なときなどは、お腹が空いたとしても、行動に選択肢はありません。食べるのか食べないのかという観点で悩むことがなくなるということです。

ですので、家庭内でも、身近に存在する食材が目に入らないようにするのも、週3食への途上において一つの手段となります。

身近に存在する食材といえば……、そう、冷蔵庫の中。空腹を感じたときに、冷蔵庫を開ければいつでも食べるものがあると考えると、途端に禁欲の壁は決壊するでしょう。

面倒くさいと感じるかもしれませんが、一度冷蔵庫の中の物を整理する……、肉や植物の生命に「ごめんなさい」をして空にしてみてはいかがでしょうか。

もちろんご家族がいる方や、同居人がいる場合など、冷蔵庫を空にすることは難しいと思います。そうした場合は、冷蔵庫内のある1段（たとえば飲み物スペース）にあるもののしか食べないといったルールを決めておきましょう。

30分以上の調理時間をかけたものだけ食す

本来、捕食とは自然の動物にとっては面倒くさいものです。

狩りに行き、うまく狩れた生物の外側を爪や牙で剥《は》いで捕食する肉食動物もいます。

非常に少ない栄養素である草や葉を16時間以上かけて捕食するキリンやゾウもいます。食事とは時間がかかるものであり、食事にかける時間によって、覚醒時間も大きく変動します（食事にかける時間が少ない動物ほど、長時間睡眠となります）。

現代のヒトの生活においては、この動物の捕食の時間は、調理の時間に代替できるかもしれません。ですので、たとえば自分で30分以上かけて調理をしたものしか食べてはいけないというルールを決めることも一つの方法です。

30分以上にすることで、食事に対するハードルを上げるのです。また、料理という行動も、基本的に立って作業をするので、心拍数の上昇に一役買うことになります（これは第6章で後述する運動に関わってくる重要な要素です）。

誰でもインスタントに食事を得られる時代です。このことは否定されることではなく、むしろ素晴らしいことだと考えられますが、結果として食事へのハードルが低くなってしまい、暇さえあれば何かを食べるという行動ができるようになりました。

話は少し横道に逸《そ》れますが、そうした事情もあって、規則正しい食事を推奨するなど、日本社会が食に対して、体裁を整えてきたのかもしれません。学校から一貫して、食事以外の時間に食事をとらない習慣を刷り込み、現代の1日3食という文化が形成されます。

２０１７年７月24日に、私は健康診断において「１日２食」と回答しました（さすがに「週３食」と書いては、いらぬ悶着《もんちゃく》が発生するため）。驚いたことに、医師からは生活指導の欄に「毎日３食食べてください」と書かれました。私が完全にオフィスに閉じこもる仕事をしていることを知っているにもかかわらず、です。私の消費カロリーなどを考えると、どう考えても３食しっかり食べると、肥満につながると思うのですが……。

医師が何の疑問をはさまないほど、１日３食という神話が世の中に刷り込まれているのです。

言うまでもないかもしれませんが、身体を動かす職業と、身体をまったく動かさない職業の人を一緒くたにしてしまう考え方は、身体をまったく動かさない人の不調を招くことになります。事実として、周囲を見渡せばそのとおりの事象が起こっているはずです。

平均、常識というものが、個人が社会から逸脱することを制御する力があるのは確かなのです。しかし、自分のライフスタイルに最適化したルールを能動的に設定したほうが、理想の身体状態を維持できるようになるはずです。

職場や家族の環境を整える

自分が断食やファスティングなど、一般論と違う食事をしている場合、世間の目は想像以上に冷ややかな場合があります。

断食やファスティングが正しいこと、健康的なことだと思い込んでいる人ほど、社会との乖離《かいり》が発生します。したがって、会社や家族とも、うまく折り合いをつけることが週3食になるために重要なことです。

「自分は自分の健康のために食事を選んでいるだけで、ほかの人は関係ない！」と思う人もいるかもしれませんが、周囲の人との関わりは、時として食事よりも重要な場合があります。

私はお酒に弱い体質（単純に普段飲んでいないし、お腹が空っぽだからかもしれません）ですが、接待などの飲み会で、飲めないお酒をたくさん飲むこともあります。1杯目から断るということはほぼありません。「空気を読む」というニュアンスに近いかもしれません。

お酒が健康に良いとは当然思っていませんが、その場の雰囲気を崩さず、むしろ盛り上げることの価値は自分だけが健康になるよりもはるかに重要なことです。

もし食事などにこだわるときは、外の席は別という認識を持つか、あらかじめ食事に関する注意点などを上司や友人に伝えておくことをおすすめします。

「自分が健康になったらわかってくれる」というご意見もいただきますが、結果として健康を手に入れたところで、相手はほとんどわかってくれません。それどころか、次のように思われたりします。

「いずれガタがくる」

「今だけ良い状態なのに自慢されても……」

「あ⁉　俺が悪いって言いたいのか！」

私が会社員として働いているとき、毎日ランニングをし、週3食の食生活をしていたときも、周囲からの目は厳しいものでした（もちろん、短眠もしていました）。タバコも吸わないため、タバコミュニケーションもなく、またランチも食べないことで、部署以外の人と話をすることが極端に減りました。

3カ月ほど経過し、20％近くあった体脂肪率が安定して1桁《けた》となり、健康診断もすべてＡ判定が出たときに同僚に言われた言葉を忘れられません。

「おまえくらい暇だったら自己管理も簡単だよな」

周囲との関係が険悪で、しかもまわりは自分の健康に劣等感を持っている状態で、一人だけが健康になることは逆にイヤミに映ってしまうことがあります。

だからといって健康状態まで周囲に合わせろと言っているわけではありません。まず、コミュニケーションにおいて、自分だけのことを考えているわけではない姿勢を見せて、相手に合わせるべきところは合わせたほうが、後ほど自分にとって好都合な環境をつくり出しやすいのです。

さまざまな栄養理論が乱立していますが、食事が優秀なコミュニケーションの場という認識は同じはずです。

何を食べるのかは完全に自由です。だからこそ、自分でも気づかないうちに考え方や立ち居振る舞いが、ほかの人から見えてしまうものです。食事に自分なりのポリシーを持っている場合、無意識に他人の食事の内容を責めてしまったり、否定してしまったりすることがあるので気をつけてください。

断る能力も身につける

＋コメダ珈琲店での実験

コミュニケーションが重要とはいえ、週3食生活を送るには、もちろん「断る能力」も必要になります。

「さっきは社会性が大切だと言っていたじゃないか？」と思われるかもしれませんが、社会性を守るために、すべてにYESという発言をしては本末転倒です。時には断ることが大切な場合もあります。断る能力は、集団にいるときだけではなく、個人で活動しているときにも活きてきます。

日本人は断ることが苦手です。したがって、たとえば飲食店に「おすすめですよ！」と強く提案されたら断れなくなります。そしてなんとなく「まぁいっか」と思い、ついサービスで出された料理から食事のリズムが崩れてしまい、そのまま食べ続けるという事態も発生します。

小石のような事象かもしれませんが、少食で生活することを恒久的に続ける場合、小石を取り除くことが大切です。マラソンコースに小石がたくさん落ちてしまっていては、マラソンランナーは走ることに集中できず、すぐにバテて息切れをしてしまいます。

コメダ珈琲店では、朝11時までであればトーストを無料でサービスしてくれます。私はその誘惑に勝てるかどうか、しっかり断ることができるかどうかを検証するため、毎朝コメダ珈琲店に行って、トーストサービスを断るという行動を1週間ほど続けました。

「そんなに威張ることではないのでは？」と思われるのはごもっともです。しかし、威張るようなことでもないくらいの難易度からはじめることが非常に重要ということです。

自分の意思や意見を持っておくことは大切であり、その意思や意見を出すべきタイミングかどうかを考えて行動していきましょう。

社会性との両立は、イレギュラーに対する柔軟な決断の連続があってこそなのです。

自分の決断力や断る力も磨きつつ、ほかの人の存在やＴＰＯを忘れず、人生の中の食事という大切な時間を過ごしましょう。

食事をしていた時間を運動にあてる

今まで食事に使用していた1時間以上の時間を、そのまま運動に変化させるのも、とても有効な手段です。

新しく運動のための時間をつくる必要はありません。むしろ、新たに運動時間をつくると、不思議と面倒くさいという情動が発生し、結果としてほとんど運動の時間が増えない可能性が大です。「来週から1日1時間走るぞ」と気合いを入れ、時間をつくったものの、実行に至らなかったなど、似たような経験がある方も多いと思います。

日本人は平均して食事に1時間以上かけると先述しました。ですので、食事をとらない日は、この時間をそのまま運動で使用することができますし、食事をする日だったとしても（1食だけだと思いますので）、少なくとも30分は運動の時間を確保することができます。

今まで食事をしていた時間、あるいは不規則な場合でも、食事のタイミングは決まっていたと思います。お昼休みのチャイムが鳴ったタイミングや帰宅して着替えた後などです。つまり、場や空間の質が変化したり、意識がリセットされるわけですが、そのような瞬間というのは、ヨーイドンで何かほかのことをはじめやすいものです。ですので、このタイミングで運動に切り替えると、億劫《おっくう》に感じることが少なくなるはずです。

「ルールが大切なのは重々承知しているけど、そのルールを守れる自信が……」という方も多いと思います。

ルールを設定するときは、ハードルを高くしないことと、食事の回数が減るとはいえ、できるだけ自分の生活が大きく変化しないようなものにすべきです。

そして、ルールを決めたときが一番モチベーションが高いので、できればルールを決めたら、即日実行に移してみましょう。

少食のメリットを十分に理解するとプラシーボ効果が出る

プラシーボ効果という心理学用語を聞いたことがある人は多いでしょう。

思い込みによる薬効を指します。薬だけではなく、人は思い込みによって身体を変化させることもありますし、精神を鼓舞することもできます。結果として、科学的にはありえない事象も、儀式（プロセス）を経ることによって、ある一定の効果が発揮されることがあります。

「騙《だま》しじゃないか！」と思われるかもしれませんが、たとえば頭痛に悩んでいる人は、頭痛薬と言われた偽薬を飲んで改善していれば、目的を達成したといえます。単なる思い込みでも結果オーライであれば、非難されるいわれはありません。

自己啓発セミナーで行うプロセスも同じです。その自己啓発に心酔して、愚直に行動すれば、プラシーボ効果が出ることがあります。筋トレも同じです。しっかりと筋肉に負荷をかけることと、「○○という部位に効いているぞ！」と思い、意識しながら筋トレをすることで、より高い効果を発揮します。

プラシーボ効果が発生するにはいくつか条件があります。代表的なものは、そもそも人が持っている自然治癒能力に暗示や条件付けを加えることです。

暗示だけで成立しそうなプラシーボ効果ですが、実際には暗示だけでは成立せず、効果と同じ方向に多少でも自力を注ぐ必要があります。つまり、筋トレでいえば超回復（一般に筋トレ後に24～48時間ほどの一定の休息をとることで、その間に筋肉の総量がトレーニング前よりも増加すること。私は回復というよりもむしろ最適化が近いという認識を持っています）の機能がある前提で、筋トレ部位を認識する。

自己啓発的な解釈でいえば、自分である程度の行動をとる前提でプラシーボ効果を狙う必要があります。いわゆる引き寄せの法則というものも、まったく動かない人、その方向に向かってエネルギーを使っていない人が魔法のような効果を期待しても、効果が発揮されることは難しいと考えられます。

話を食事に戻しまして、断食やファスティングも、事前に大量の「都合の良い情報」を仕入れておけば、都合の良い情報側へ身体が向かおうとします。

ただし、第1章でも解説したとおり、その結果として起こった現象については、冷静に観察することを忘れてはいけません。

もちろん、週3食に挑戦する場合は、第2章で記したようなメリットを意識してください。

ノセボ効果に注意

プラシーボに代表される一連の作用にはデメリットもあります。

ノセボ効果という言葉をご存じでしょうか。ありもしない副作用を意識することで、実際にその副作用が発症することを指します。世の中には断食やファスティングに対して、少なからず「危険」「するべきではない」という意見があります。本書でも第1章でいくつか否定的に記しました。

ですので、危険だという情報のほうが、良いという情報よりも上回ってしまった場合、情報コンタミネーションが発生し、ノセボ効果によって危険な方向の効果が高まってしまう恐れがあるのです。

ただ、誤解を生む表現かもしれませんが、個人的には、断食やファスティングの危険性とは、スポーツやレジャーのときに怪我をするよりも確率や重篤度は低いものと考えています。いえ、むしろスポーツに比べて、幾分か優しいという印象です。

外に出て運動をする時点で、どれだけ健康な状態だったとしても、怪我をする可能性があります。怪我によっては後遺症が残ることもあります。少食は、人によっては一時的に体調不良を引き起こす可能性は否定できませんし、力が入らなくて転んで怪我をすることもあるかもしれませんが、スポーツやレジャーの危険性のほうが圧倒的に高いでしょう。

一方、少食はリスクを補って余りあるほどのメリットがあることは確実です。断食やファスティングを行った後の爽快《そうかい》感は素晴らしいものがありますし、食べすぎだった人であれば、身体の変化を大きく知覚し、健康の改善を意識するようになるかもしれません。

健康面ばかりではありません。断食道場などにおいて複数人で行うのであれば、仲間との素晴らしい時間もあります。このようなさまざまな経験は何にも代えがたいものです。

危険性を良しとしているわけではありませんが、危険だからといってすべてを遠ざけてしまっては、経験値は上がりません。

本書の中で、何度か否定している断食やファスティングも、私は33年の人生において、10回以上の経験がありますし、8年前に断食道場で知り合った友人は、今でも連絡を取り合い、私の心の支えとなっています。

物事を行う目的は、健康だけではありません。

出会いや別れ、さまざまな経験や気づきなど、想像もしない効果がたくさんあります。

週3食の体感を怖がらない

じつは、実際に週3食生活になると、一時的に恐怖心が芽生えてくることを本章の最後に記しておきましょう。

今まで食事をしていた時間に運動を行い、結果として週3食の食生活を手に入れたとします。すると当然、食事をとらない日がとる日よりも多くなります。

面白いことに週3食という習慣を体得すると、食事をする日のほうがイレギュラーという感覚になります。これは、普通はありえない感覚ですので、かなり恐怖を感じたり、これで良いのだろうかと不安になる感情が発生します。

私は通常では考えられない短時間睡眠や、この本に書いているような通常では考えられない少食を推奨していますが、どちらにしても自由な時間と、自由な発想が手に入ります。そしてレーシック手術などと違い、もとの状態に戻れます。

理論や考え方が気に入らない、実践してみたけど不安がどうしても拭《ぬぐ》いきれない、自分には合わない気がする……そういった場合にも、即日、食事や生活を元の状態に戻すことができます（だからこそ、リバウンドという現象が発生するのですが……）。

少食肯定派も否定派も、自分の知識に固執しない

人は自分の行動を正当化しようとする癖があります。つまり、自分の過去の行動を正

しいものとするために、実際の物理現象を自分にとって都合のいいように捻《ね》じ曲げて、解釈するという事態が発生するものです。

それは行動だけでなく、知識も同じです。今まで見聞きした栄養学や信じてきた物事を手放すには、相当なエネルギーが必要となります。

私は日本ショートスリーパー育成協会の理事長も務めていますが、多くの人は、睡眠が大切なものという認識を覆すために、何カ月もの期間が必要となります。そして、今までの自分にとらわれている人ほど、習得に時間がかかります（中には素直に自分の過去を切り離して物事を捉えて、言われたとおりの行動を即座にし、初日からショートスリーパーになる人もいます）。

「やっぱり〇〇ではないか」であったり、「〇〇という観点でいうと……」といった言葉を多用する人は、注意してください。今までの自分が行ってきたこと、信じてきたことを無意識のうちに優先して、物事を捉えている可能性があります。

一方で、ある程度週３食の習慣に近づいてきた人たちにも同じことが言えます。

そんな方にお伝えしたいのは、「もったいない」と思わないことです。

これは、食事を捨てることへの後ろめたさという意味ではなく、少食になってから、食事を多く食べる機会があったときや、自分が避けていた糖などを摂取したときに、「せっかく我慢をしていたのに」と思わないでほしいということです。

自身に対して罪悪感を積み重ねていくと、食事はもちろん、人生も楽しめません。自由に食べている人を見て、非難したくもなるでしょう。しかし、「正義の食事」なんてものはありません。自分にも他人にも寛容さを忘れてはいけません。ガチガチに自分を習慣に縛りつける必要はないのです。

少食の実行中に必要なのは観察眼です。つい食べてしまっても、「そのあと身体はどんな反応を示すのか?」「糖質を先週よりも多めにとるとどうなるか?」といったあくまで冷静な観察眼を持っていると、「もったいない」という執着を抜くことができます。「時と場合」によって、思いがけず食習慣に変化が出ることはあるでしょう。しかし、むしろ変化を楽しむくらいの余裕をもって少食に臨んでみてください。

第4章

少食になったとき、身体の中で何が起こるのか？

習慣や感情が人を空腹にする

断食やファスティングのとき、身体の中ではどういった現象が起こっているかご存じでしょうか？　これを知っておくことで、実際に週3食に挑戦したときに現れる身体の変化を冷静に受け入れられるようになります。

そもそも断食やファスティング、そして週3食は身体に良いのか、悪いのか、という二元論だけで考えてしまうと、大切な部分を見落としてしまいます。良いわけでも悪いわけでもなく、身体の中で起こっている事象をニュートラルに見ていきましょう。

まず出発点として、お腹が空いたときのメカニズムからはじめます。

教科書どおりの答えを言えば、「血糖値（血液中のグルコースの濃度）が下がるから」ということになるでしょうか。もう少し詳しく説明すると、血糖値が低下すると、身体が脂肪を分解しはじめ、このときに血液中で遊離脂肪酸が増加し、その情報が脳の摂食中枢に送られて、エネルギーの補給を促し、お腹が空いていきます。

しかし、これは本当でしょうか？　たぶん本当なのでしょうが、これだけではない気もします。みなさんが食事をとる理由は何でしょうか？

●食べないと体力がもたなくなると思うから。
●いつも食べる時間だから。
●付き合いとして食べる必要があるから。

食事をとる理由の多くは、ほとんど右記3つに集約されるのではないでしょうか。そして、この3つが重なることによって、大きな空腹感が発生しているとも考えられます。これは恒常性維持機能による習慣性の空腹感といえます。血糖値が下がるといった科学的な要素だけではなく、人は行動習慣や感情によって、自分で空腹感を生み出すのです。

「ああ、もう昼だ。そろそろ飯にするか。午後の会議は長丁場になりそうだし、久々に部下を誘って焼肉ランチにでも行くか……」といった調子です。

感情による空腹感といえば、「やけ食い」という現象が典型的ですね。

厳密に言えば、科学的な反応が体内で起こっていると考えられますが、習慣性という意味では予測からのフィードバック、感情の動きであれば状況からのフィードバックによって空腹感が発生するのです。

人の体内ばかりを観察してしまうと、ついその人の個の部分や、外部からの影響やつながりを抜いて考えてしまいます。

……とはいえ、科学的な解析もないと不安になるのも当然なので、空腹のメカニズムや因子を科学的観点から簡単にですが説明します。

食べすぎの弊害

✚グルコースの役割

空腹のメカニズムを説明するにあたって、まずは食事をしたときに起こる反応からお伝えしたほうがわかりやすいでしょう。

先述したとおり、血糖値が低下しているときに人は空腹感を感じます。血糖値が下がっている状態というのは、血液の中にあるグルコースが減少したということです。反対に、血糖値が上昇しグルコースが増加していると、その情報を満腹中枢が捉え、人は満腹感を感じます。

グルコースとは簡単にいうとブドウ糖で、炭水化物が小腸で分解された結果、発生する物質です。

グルコースが多くなりすぎると、メイラード反応を起こしてしまい、人体にとって有害となります。メイラード反応とは、糖質が体内のたんぱく質などと結びついて、細胞などを劣化させる現象で、最近話題になっている糖化最終産物ＡＧＥ（Advanced Glycation End products）がその原因物質です。

わかりやすくたとえると、パンケーキをつくるときに、表面が焼けて褐色になるのと同じです。パンケーキ内の砂糖が、卵や乳製品のたんぱく質と結びついて変性し、弾力のあった状態から固くなっていきますが、そうした状態が身体内で起こっていると考えると、恐ろしいことが起こっているという実感が持てるはずです。

美容の観点では、シワが多くなることや、肌のハリ・ツヤが損なわれることも、ＡＧＥが原因物質の一つとされています。

血糖値の上昇は、先進国ではよく聞く話ですが、自然界では稀なことであり、滅多にない事態だからこそ、対応するホルモンがインスリン一種のみであることは有名な話です（対して血糖値低下にアプローチするホルモンは数種存在します）。

グルコースが多くなると、次に上昇した血糖値を平均の値に戻すために膵臓《すいぞう》からインスリンが分泌され、グルコースは肝臓や筋肉にグリコーゲンとして貯蔵されます。

余談ではありますが、インスリンは脂肪細胞にグルコースを取り込ませて、中性脂肪に変化させて貯蔵する作用も持っています。血糖値が上がりすぎると、糖質が脂肪に変わってしまい、肥満の原因となるのです。

話を戻して、インスリンは膵臓から大量に分泌を繰り返すと、徐々にその力が弱くなってしまい、最悪の場合はインスリンの分泌が止まってしまいます。

インスリンの分泌が止まってしまうと、グルコースが各組織に吸収されず、血液内にひたすら蓄積されます。結果として血糖値が高騰し、糖化最終産物を生み出し続け、2型糖尿病となります。

インスリンが止まってしまうと、動物は生きていくことができません。

郵便はがき

料金受取人払郵便

牛込局承認

2041

差出有効期限
平成30年5月
31日まで

1 6 2-8 7 9 0

東京都新宿区揚場町2-18
白宝ビル5F

フォレスト出版株式会社
愛読者カード係

フリガナ お名前	年齢　　　歳 性別（ 男・女 ）
ご住所　〒 ☎　（　　）　FAX　（　　）	
ご職業	役職
ご勤務先または学校名	
Eメールアドレス メールによる新刊案内をお送り致します。ご希望されない場合は空欄のままで結構です。	

フォレスト出版の情報はhttp://www.forestpub.co.jpまで!

フォレスト出版　愛読者カード

ご購読ありがとうございます。今後の出版物の資料とさせていただきますので、下記の設問にお答えください。ご協力をお願い申し上げます。

● ご購入図書名　「　　　　　　　　　　　　」

● お買い上げ書店名「　　　　　　　　　　」書店

● お買い求めの動機は?

1. 著者が好きだから　　2. タイトルが気に入って
3. 装丁がよかったから　　4. 人にすすめられて
5. 新聞・雑誌の広告で(掲載誌誌名　　　　　　)
6. その他(　　　　　　　　　　　　)

● ご購読されている新聞・雑誌・Webサイトは?

(　　　　　　　　　　　　)

● よく利用するSNSは?(複数回答可)

□ Facebook　□ Twitter　□ LINE　□ その他(　　　　)

● お読みになりたい著者、テーマ等を具体的にお聞かせください。

(　　　　　　　　　　　　)

● 本書についてのご意見・ご感想をお聞かせください。

● ご意見・ご感想をWebサイト・広告等に掲載させていただいてもよろしいでしょうか?

□ YES　□ NO　□ 匿名であればYES

血糖値の低下

＋肝グリコーゲンの役割

こうして見ると、炭水化物やグルコースが悪者で、グルコースをあまり生成しないことが、膵臓を休めて健康によいのでは？　と思われるかもしれません。

しかし、グルコースが身体にダメージを与えるのは、あくまで大量に取り込まれたときであり、そもそもグルコースはとくに脳機能にとってなくてはならない物質です。断食やファスティング、糖質制限ダイエットによって炭水化物を抜いていくと、次のようなステップで飢餓状態となっていきます。

まず、絶食と言われる状態で初めに起こることは、肝臓に貯蔵されたグリコーゲン（肝グリコーゲン）のグルコースへの分解です。

脂肪から先に分解されないの？　という質問がありそうですが、脂肪よりもグリコーゲンのほうが分解しやすく、また蓄積しやすい特性があります。脂肪が銀行に入っているお金で、グリコーゲンはポケットや財布に入っている現金のように考えていただけると、わかりやすいと思います。

肝グリコーゲン程度であればおにぎりを2つも食べると、1時間後にはある程度蓄積されると言われています。エネルギーの一時保存と形容されることが多いグリコーゲンは、ほかの部位に貯まるよりも優先的に肝臓や筋肉に蓄えられます。

本来グリコーゲンは、65kgの男性であれば、肝臓の重量の8％（約100g、エネルギー量でいうと300kcalほど）をリミットに肝臓に貯蔵されています。リミットとはいえ、いわゆる通常に食事をとっている人であれば、100gのリミットいっぱいにグリコーゲンが貯蔵されていると思っていただいてかまいません。

それくらい貯まりやすく、消費もしやすいものです。しかも肝グリコーゲンは、さまざまな部位への応用力を唯一持っているため優れています。しかし、この100gのグリコーゲンも、血糖値が下がりはじめてから4～5時間もすれば枯渇してしまいます。

余談となりますが、空腹時にアルコールを飲むと酔いやすいというのは、吸収量が増えるだけではなく、肝臓のグリコーゲンが減っているか、なくなってしまっているからです。アルコールを飲むと、肝臓がグリコーゲンを使って糖分を分解、解毒します。しかし、空腹時はグリコーゲンがありません。結果として、血糖値が下がります。血糖値が下がると、空腹感が発生するのは、先程伝えたとおりです。締めのラーメンや塩辛い

血糖値上昇時のメカニズム

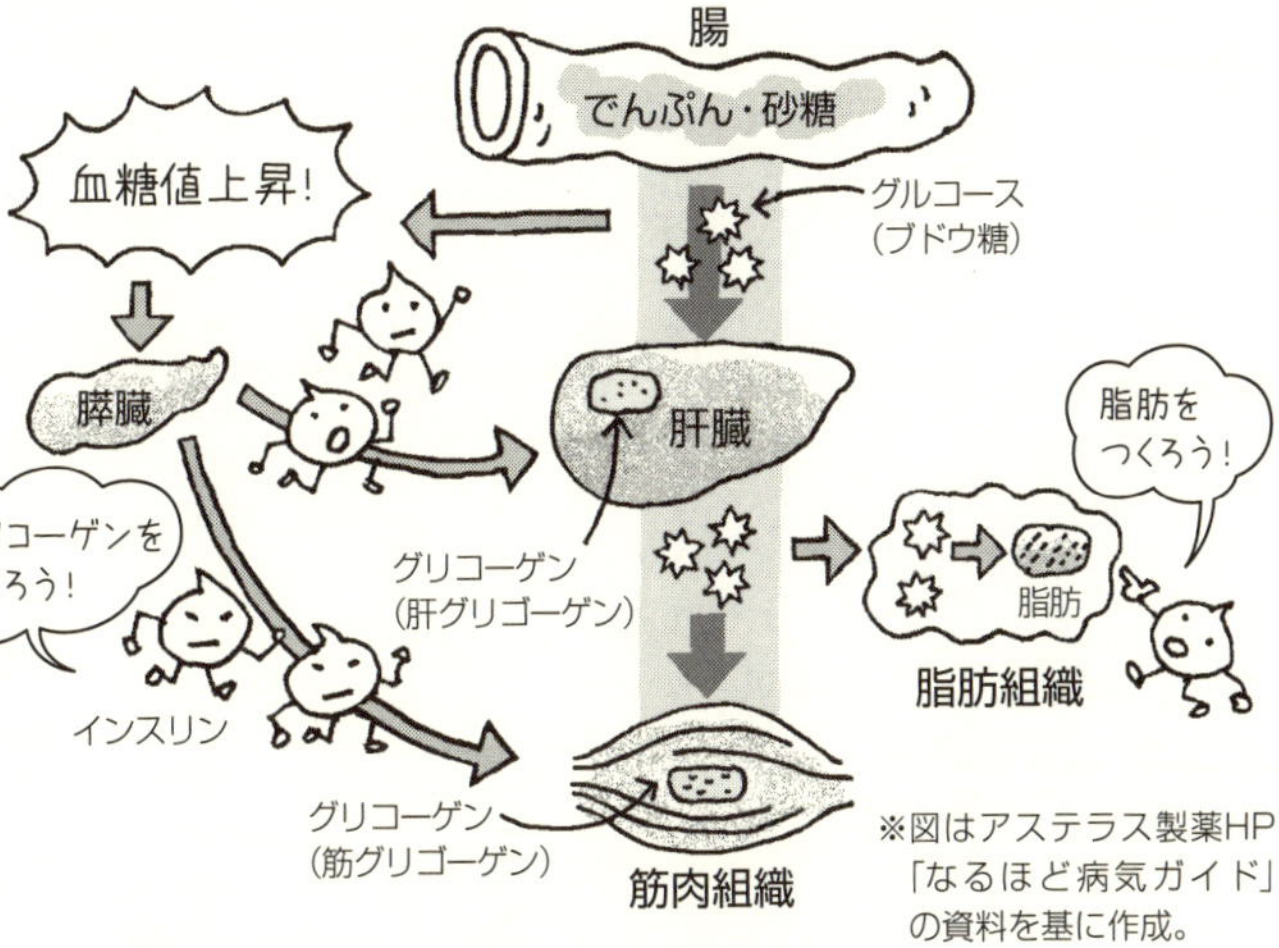

※図はアステラス製薬HP「なるほど病気ガイド」の資料を基に作成。

ステップ 1 グルコースが血管を通って肝臓と筋肉組織へ。

ステップ 2 膵臓がインスリンを出し、肝臓と筋肉組織のグルコースをグリコーゲンに。

ステップ 3 肝臓と筋肉組織に収まらなかったグルコースは、インスリンによって中性脂肪にされ、脂肪組織に蓄えられる。

ものが欲しくなるのは、アルコールによって血糖値が下がっているためです。

身体から毒物とみなされているアルコールの代謝を最優先に行うため、結果としてやせづらい状態となります。糖質制限ダイエットをしている人は、基本的にグリコーゲンの蓄積がないため、非常に酔いやすい状態になっているといえます。

なお、空腹を我慢し続けると、なぜか空腹感がなくなるという現象は誰もが経験していると思います。これは低血糖を脳が感知すると、グリコーゲンの分解を促進するために、アドレナリンが放出されるためです。アドレナリンによってグリコーゲンの分解が早まると、血糖値が一時的に平均に近い状態となり、空腹感がなくなります。

1日の絶食でエネルギーゼロへ

＋筋グリコーゲンの役割

肝グリコーゲンが枯渇すると、絶食の次のフェーズになります。

肝臓の何倍もグリコーゲンを貯蔵している部位が筋肉です（筋グリコーゲン）。63kgの平均的な筋肉量の男性で、体脂肪率が18％と仮定すると、筋肉量は約25・8kgとなり、筋肉全体で約400gのグリコーゲンを貯蔵していることになります。エネルギー量でいうと約1200kcalほど貯蔵しています（諸説あり）。

筋グリコーゲンの分解がなぜ、肝グリコーゲンよりも後になるかというと、筋グリコーゲンは分解され、まず乳酸という物質に変わり、この乳酸が肝臓に運ばれて、ようやくグルコースが生成され、全身に使用されるといったように段階が一つ二つ増えているからです。

肝グリコーゲンと合わせて、グリコーゲンの総量は約1500kcalという計算となりますが、これは1日も経過しないうちになくなってしまいます。

つまり1日の絶食で、エネルギーの貯金がなくなってしまうのが私たちの身体なのです。

脂肪からエネルギーの生成

＋脂肪の分解

この次のフェーズになって、やっと脂肪の脂肪酸への分解がはじまります。多くのダイエットをしたい方からすれば、このフェーズからが本番になると思います。

そもそも脂肪がなぜ溜まるのかというと、グルコースの大部分が、肝臓にてグリコーゲンとして貯えられますが、残ったグルコースは血液中に放出され、ナトリウムグルコース共輸送（ナトリウムイオンの電気化学的勾配によって供給されるエネルギーを利用して、グルコースを細胞に一緒に運び入れる輸送作用）により、細胞の中に脂肪酸に変換されて蓄えられます。

脂肪から脂肪酸となりそれが血液中に流れ（遊離脂肪酸）、エネルギー（糖）を生成する過程は（「糖新生」と言われることもあります）、グリコーゲンと比べて非常に多くのス

血糖値低下時（空腹時）のメカニズム

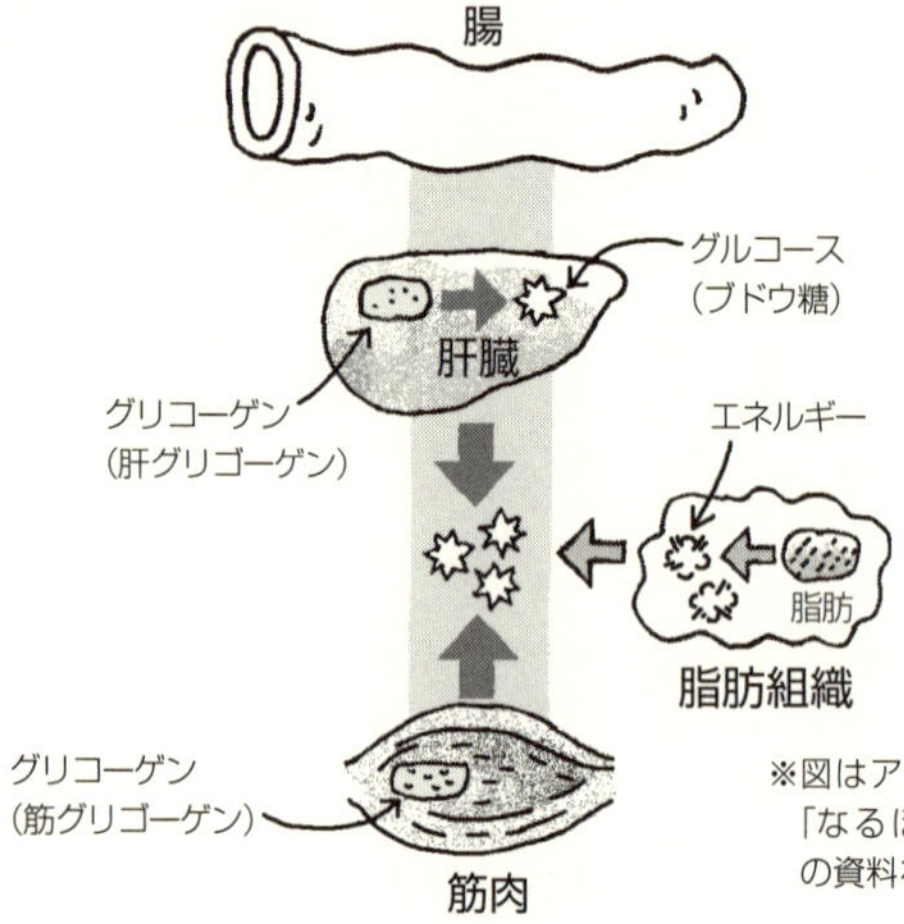

※図はアステラス製薬HP「なるほど病気ガイド」の資料を基に作成。

ステップ1 肝グリコーゲンがグルコースに戻され、血液内へ。

ステップ2 筋グリコーゲンから乳酸に分解される。乳酸は肝臓のはたらきでグルコースに生成される。

ステップ3 中性脂肪が脂肪酸となり、ようやくエネルギーとなる。

テップが存在するためここでは割愛しますが、それゆえに一旦固定化された脂肪の燃焼には骨が折れます。

もちろん、運動無しで飢餓状態になっただけでは、脂肪は最後まで残ってしまいます。どうしても脂肪の燃焼を助長したい場合は、運動することが必須となります。

とはいえ、運動しなければならない……というよりも、私たちは動物なので、身体は運動することを当然とした設計になっています。厳しいようですが、できるはずなのにかたくなに運動をしないのは、ヒトというよりむしろ、動物としてありえないと思ってください。

第6章で詳しくお伝えしますが、週3食生活をするときに、運動を必ず行うように伝えています。逆に運動をせずに、週3食生活をすることは極めて健康を阻害し、心身にダメージを与えます。

グルコースの代替エネルギー ＋ケトン体

グルコースが不足している段階が続くと、次のフェーズに移行します。糖質制限ダイエットではおなじみの「ケトン体」の登場です。

ケトン体とは、アセト酢酸、β－ヒドロキシ酪酸、アセトン（β－ヒドロキシ酪酸、アセトンはアセト酢酸が変化したもの）の総称です。通常、身体内でエネルギーとして主に使われるのはグルコースですが、グルコースが枯渇している状態でエネルギーが必要になると、肝臓ではケトン体が産生されます。

身体の中のケトン体が多くなっている状態のことをケトーシスといいます。体液のpH値が酸性に傾きやすく、ケトアシドーシスという病気にかかりやすい状態です。しかし、基本的にインスリンが正常に稼働しているときのケトン体は安全なエネルギー源なのでご安心ください。

断食やファスティング、糖質制限ダイエットといった活動や、インスリン欠乏による糖尿病などでグルコースが利用できない場合に、ケトン体は非常に重要なエネルギー源となります。脂肪酸は血液脳関門《けつえきのうかんもん》（脳内に不要な物質を侵入させないはたらき）を通過できませんが、ケトン体は通過できるので、グルコースが利用できない場合の脳への唯一の代替エネルギーとなっています。

もちろん、脳だけではなくミトコンドリアがあるすべての細胞（一部例外もありますが）でケトン体のエネルギーを使うことができます。

断食やファスティングをすると数日のうちに血中ケトン体は基準値の30～40倍もの高値になります。

しかし、糖質制限をしてたくさんのケトン体がつくられても、速やかにエネルギー利用されている限り、ケトアシドーシスにはなりません。もしケトン体が増えたことによって健常者が一時的にケトアシドーシスになったとしても、血液の緩衝作用によって正常な状態に戻ります。

筋肉量の低下をいかに防ぐか

さて、断食やファスティングによる絶食が、飢餓の直前になると、筋肉量が低下していきます。

そのプロセスは複雑なのでざっくりと説明すると、筋繊維を構成するタンパク質の主成分であるイソロイシンやバリンといった分《ぶん》岐《き》鎖《さ》アミノ酸類（ＢＣＡＡ）がエネルギーとして使用されて抜けてしまうことで、筋肉が減少するのです。これを糖新生といいます。

ちなみに、なぜ肉を食べると、筋肉が発達しやすいのかというと肉１００ｇに対してＢＣＡＡはたんぱく質の約20%存在しています。

つまり１００ｇの肉に対して、３～４ｇほどＢＣＡＡが含まれているため、量対効果として優れていると言えるのです（もちろん、肉といっても種類も部位もさまざまなので、あくまで数値は目安と考えてください）。

ケトン体がほとんど唯一のエネルギーに

さらに絶食が進み、飢餓という状態になると、いよいよグルコースの代替エネルギー——肝臓以外の多くの部位のエネルギーとして、ケトン体がほとんどの活動を賄うことになります。

脂肪内部のエネルギーを使用することも含めて、理論上は平均成人男性であれば、飢餓状態で運動をしないと仮定して2カ月以上生存することが可能だと言われています。

しかし、病気になる可能性や、まったく身体を動かさずに生活することが不可能なことと、まったく身体を動かさなかった場合、骨格異常や、鬱血《うっけつ》、ストレス等によって、エネルギー以外の問題によって生存が難しくなることもあります。負荷をかけるような、行きすぎた断食やファスティングはまったくおすすめしていません。

20日間絶食した結果

以上のような科学的見地を踏まえて過去に一度、20日近くほとんど食事をとらずに生活したことがありますが、驚くような結果となりました。

周囲の人からは「少しやせましたか？」と言われる程度の変化しか起こらず、とくに体調不良や思考力、筋力に問題なく活動できました。

睡眠時間も毎日30～45分程度で、毎日のようにランニングや軽めのウェイトトレーニングも行えました。

下腹部が少し膨らむ症状もあったので、クワシオルコルが発症していた可能性があります。クワシオルコルとは、飢餓状態の人の下腹部が腹水によって膨らむ現象です。こういった症状もあったため、１００％の健康とはいえないかもしれませんが、生活するうえで困ることはありませんでした。

20日間の絶食のときに気をつけていたことやノウハウは、この本の中に記載していますが、じつは、科学や栄養、細胞の理論だけでは説明がつかないこともあります。スピリチュアル……とまではいいませんが、もっと繊細な微生物のはたらきや、日光、空気や磁力など、身体の構成には、私たちがとうてい想像もできないような因子が携わっているのかもしれません。

引き続き、断食やファスティングに関連する因子を見ていきましょう。

絶食してから突然出てくる黒い奴 ＋宿便

断食は「腸のリセット」と表現されることがあります。これは腸内の在中菌を、腸内の栄養を減らすことで死滅させて、新しく腸内に理想的な細菌バランスを形成して、健康になるという考え方です。

断食を続けると「宿便が出る」と言われますが、じつは腸の中をカメラで見たとしても、宿便と言われる物質はありません。では、断食やファスティングの後に出る、あの真っ黒いタールのような便の正体は何かというと、腸内細菌が死滅して排泄されたものという意見が有力のようです。私もそのように認識しています。

週3食といった食生活をした場合、ほとんどの人が1週間以内に黒い便――すなわち宿便が出ることは仕方ありません。

この黒い兎の糞のような便が出るときには、腹痛をもよおし、意識がクラクラする人もいます。このような現象が実際にあるという認識がないと、重要な仕事上のイベントや、トイレに行けないタイミングと噛み合ってしまうと悲劇となります。

宿便は、食事をとらなくなってしばらくしてから、食事を摂取した直後～30分以内にもよおすことが多いので、少食をはじめて1週間以内は、重要なイベントや、食後に長期間手洗いに行けない状況をつくらないようにしてください。

また、宿便の量によっては、便器をかなり汚してしまいます。その際は、必ず便器の中を自分で洗浄してから出るのがマナーです。

今までの人生であまり発生したことのない現象であれば、ぜひ楽しんで観察してください。あるいは、これまでに同じような事態に戸惑ったことがある方は、右記のような形で排泄されるものなので、大きな体調不良と思い込むことなく冷静に観察してください。

「食事をしていないと、便通が悪くなるのでは？」と思う人もいるかもしれません。基本的に、便秘になるといったことはありませんが、腸が固くなってしまっている場合、排泄しにくくなるという話も聞きます。その場合は、グレープフルーツや梨、ぶどうといったフルーツを食べてみてください（ナトリウムバランスに気をつけて）。驚くほどの排泄を体感できると思います。

少食中に絶対に欠かせないナトリウム

断食やファスティングをしているときは、特例的、意識的に塩（ナトリウム）を摂取する必要があります。

よく間違ってしまう事態としては、断食のときでも水分が大切だと考えて、ナトリウムを摂取しないまま、お茶や水などで水分を摂取しすぎてしまうことです。これでは、身体内の塩分濃度が低くなりすぎてしまい、大きな問題が発症します（低ナトリウム血症といって、夏場に多く発生する症状です）。

炎天下で運動をすると、1時間で約2ℓ程度の汗をかくと言われています。発汗1ℓに対して、食塩がどれくらい抜けるかは人によって差がありますが、0・3〜0・9%といわれており、最も少ない0・3%で計算しても6gも塩分が排出されていることになります。塩分量からナトリウム量を換算すると、6gの塩分には約2・4gのナトリウムが含まれます。

運動中は腎臓機能が抑制されているため、筋肉からナトリウムが奪われます。結果として、筋肉の浸透圧が低下し、筋肉中に水分が入り込んでしまい、筋肉が膨張することになります。筋肉への過剰な水分侵入は、激しい痛みや熱けいれん（発熱後に全身のつっぱり、痙攣《けいれん》を繰り返す。乳幼児が引き起こしやすい）と呼ばれる症状が起こることがあります。こうしたリスクを避けるため、とくに気温が高い日の運動の際には、水と一緒に適量のナトリウムを補給する必要があります。

もしナトリウムを摂取しないと、体内に保存されているミネラルごと、ナトリウムを細胞外液に放出することになります。

また、ナトリウムイオン（細胞外液に含まれる）はグルコースの吸収に必須です。学生時代に、浸透圧という実験を行ったと思いますが、栄養の吸収なども、この浸透圧が重要な要素となります。つまりナトリウムの濃さによって、体内に入っていくのか、体内から出ていくのかが変わるということです。

ナトリウムバランスが悪くなると、栄養を吸収しづらくなります。身体内もすべて物理現象で成り立っています。塩を摂取しない状態が続くと、体内からナトリウムを放出する現象がありますが、これは塩分濃度を一定に調節するために存在する必須の機能です。

しかし、この現象がはじまると、非常に恐ろしい事態が起こります。
まず、前提として、ナトリウムバランスが崩れているので、水分を体外に出すことによって、ナトリウムバランスを保とうとします。体外に出す方法は、汗や尿といった生理作用です。

水分をどんどん体外に出していくので、体内は当然ながら水分不足となります。ここで注意しないといけないのが、ナトリウムバランスが崩れているときに、水分不足だからといって、水分を補給したところで、さらにナトリウムバランスの悪化を招き、結果として、身体内の塩分をさらに排泄する作用が起こります。血液の塩分が生理食塩水よりも薄くなってしまう場合、筋肉などからナトリウムが抜けて、ナトリウムバランスを一定に保つ現象が起こります。その状態で水分を摂取すると、ただでさえ薄い塩分が、さらに薄くなることになり、どんどん身体から塩分が抜けていきます。
すなわち、水分を摂取するほど、どんどん身体から塩分と水分が抜けていき、脱水症状につながるということです。

あまりに水分量が下がりすぎた場合、血液量も低下し、脳へ運ばれる酸素量やグルコースが減少します。過度に減少した場合、頭痛やめまいなどが発生し、気を失うこともあります。

この減少を防ぐために第一に補給すべきは、水ではなく塩分なのです。ナトリウムバランスさえ整えれば、水分が体外に排出される作用を抑制でき、水分を補給しても体内に留めることができるようになります。

海水塩のススメ

塩を製造販売するには、塩事業法という法律のもと、財務（支）局長の登録が必要であったことはご存じでしょうか。なんと平成14年3月31日までは、認可を受けた塩卸売業者以外の者に塩を販売してはいけなかったというほど縛りが強い法律です。

さまざまな総則が塩事業法には書かれていますが、塩は非常に大きなマーケットです。

しかし、塩なんて海水を煮ることで、ほぼ無限に入手できます。海の汚れなどが気になる人は、海水がきれいな地域に行って、ペットボトルなどに汲み取るだけで、相当な量の天然塩が手に入ります。

さらに海水は生命の原祖を生み出した最高の栄養環境であり、最高のミネラル源とも考えられます。海水を煮てつくった塩は、私の家族や弊社スタッフにもすすめており、常時、事務所と家に保管しています。

にわかに信じられないかもしれませんが、海水を煮詰めた塩を摂取するようになってから、明らかに社員の健康状態が変化し、フットワークやレスポンスが軽くなったように見受けられます。

現代は塩事業法などの縛りの影響からか、食塩や精製された塩が普及されています。イオン交換膜製塩法という科学的な方法で大量生産されているため、一般的に普及している塩は、ほぼ塩化ナトリウムであり、ほかのミネラルは削ぎ落とされています。こういった経緯もあり、塩化ナトリウムの摂取は容易となっていますが、岩塩や海水といった塩に含まれる、塩化ナトリウム以外の微小なミネラルにこそ、大きな価値があります。

塩の代名詞ともいえる、塩化ナトリウムのみを抽出して精製される食塩は、結果として塩を食べるという事象においてまったく違う現象を体内に発生させることとなります。体内で生成することができないミネラルを補給するために塩を摂取しても、その塩は塩化ナトリウムしか入っていないのであれば、本来の目的とまったく違う結果となります。

一方、科学的ではないことは重々に承知していますが、海水は人智が及ばないバランスで存在し、生態系の秩序を守っています。生物が発生したのは大気からではなく、海からです。

この海水という生命における最高のバランス食を使わない手はありません。騙されたと思って、海水から塩を抽出して食べてみてください。にがりも含めて食べると、甘いものはより甘く感じますし、極端に入れなければ塩分のとりすぎという事態も起こりません。海水で生活している魚が塩分のとりすぎで死ぬことはありません。漁師やサーファーが塩分のとりすぎという話は聞いたことがありません。歯磨きという文化がはじまった当初は、塩で歯磨きをしていたという話もあります。しかし、塩で歯を磨いたところで高血圧にはなっていないはずです。

3日も海水塩を含めた食事を食べていると、身体内にミネラルの充足感を得られます。体内の変化に敏感な人であれば、集中力の向上や気力の充実を感じられると思います。

栄養理論は受け取り手によって変わる

科学的……といいつつ、科学的ではない要素もあったかもしれませんが、あまり世間では出回っていないであろう情報も含めてお伝えしました。食事というものは、論文や科学的資料、そのほかさまざまな思惑や経済的事情などによって、情報が錯綜《さくそう》しています。

本章では少食に関する情報をお伝えしましたが、食事量が増えたときなど、理論が変わるところもあります。

たとえば、断食やファスティングの状態ではなく、通常生活をしているのであれば、ナトリウムバランスの情報は今回のように「ナトリウムを摂取しましょう！」ではなく、おそらく「ナトリウムをとらないように、食事に気をつけましょう！」となります。

情報発信者は、相手を見ることができません。ですので、相手がもし、情報を受けるべき相手ではない場合も、のべつ幕無し同じ文章を展開することになります。

何度もお伝えしますが、この本で書いているのは1日1食～週3食で、運動をすることを前提にした栄養理論となります。

また、科学の進歩によって、この内容の間違いが証明されることもあるかもしれません。そういったことを踏まえたうえで、参考にしていただけると幸いです。

第5章

少食になるなら
あえて野菜は食べるな

食物繊維に栄養はない

週3食の少食のルールでは、食材やメニューに制限を設けていませんでした。とはいえ、実際に週3食に挑戦しようと決心したとき、やはり食材やメニューは気になるはずです。

おそらく、多くの方は食事の回数が減るのだから、せめて栄養の偏りがないように、そしてできるだけ野菜を食べようと考えるのではないでしょうか。食べすぎが主流になっている現代において、確かに野菜をとることはやせることにつながります。

しかし、少食をしているときに、野菜を意識的にとろうとするのはおすすめしません。

野菜には食物繊維が豊富であることはよく知られていることです。食物繊維とは、「人の消化酵素によって消化されない、食物に含まれている難消化性成分の総称」（ウィキペディアより）とのこと。最近では、デキストリンという名前で売られている場合もあり、特保のお茶などは、このデキストリンを含有させているだけのものも少なくありません。

２０１０年に第六の栄養素としてカウントされるようにもなり、良い印象を持たれている食物繊維ですが、じつは栄養はほとんどありません。そもそも食物繊維を消化する酵素は人体にはないのです。よって、栄養はまったく吸収されずに排出されることとなります。あくまで食物繊維は、ほかの食材とのバランスを調整する役割であり、整腸作用や有害物質のデトックスという効果がメインとなります。重金属やダイオキシンといった発がん性物質を体外へ排出する効果もあるので摂取することにメリットがないということはありませんが、栄養云々の観点とは別の排出作用限定におけるメリットというだけです。

しかも、食物繊維の中でも、不溶性食物繊維は、食物繊維自体がミネラルを吸収してしまうため、人体にミネラルが浸透することを阻害することがあります。少食で活動している場合、条件によっては逆に人体に害悪となってしまうこともあります。

大切なことは作用をしっかりと理解することです。一長一短を把握したうえで、今の自分に必要な食事をとることが重要となります。

少食で活動する場合や、肥料を多分に使用している現代の野菜を摂取するのであれば、食物繊維はなるべくとらずに、ミネラルやたんぱく質、脂質をとることをすすめます。

メタボの原因はメタボ植物

野菜を食べれば太らないというのが通説になっています。しかし、肥料や肥やしすぎた土壌によってできたメタボな野菜を食べることによって、身体にどのような影響が起こるのか、現代の科学では研究されていません。

植物は、根から養分を吸います。日本の農業は、馬糞や動植物の屍、化学肥料によって土壌に大量の微生物や栄養を発生させます。土壌のバランスが微生物過多になっていると、植物は根から、大量に発生した微生物や成分を一旦吸収して、その土壌の成分を平均に保とうとします。野菜自身としては、自然の摂理を遂行するために反射的に行っている作業です。良かれ悪しかれもありませんし、精神論などありません。植物は置かれた環境において、物理どおりの事象を行います。結果として、土壌に微生物が多く存在している場合、非常に大きく育ちます。

この大きくなりすぎたメタボ植物を、「立派に育った」と解釈して、現代人は好んで食べるようになりました。メタボ植物に栄養や味が多くあるわけではありません。むしろ無農薬の小ぶりな植物のほうが、味が濃縮されていて美味しいという評価を受けることが多いようです。

このような栄養の少ない、水分や見た目ばかりが大きくなっている植物を食べて、健康だと認識しているのが現代です。結果として、そういった野菜で余剰なカロリーを摂取し、体格だけが大きくなってしまっています。メタボ植物を食べている人たちの多くが、肥料を与えられた植物と同じような体型になっています。

もちろん、日本の農業、農家が栄養を重視して肥料を使わなかった場合、野菜の生産量は劇的に低下します。また、保存も難しく、害虫や雑草も増加します。食料自給率が低下し、食材の値段が高騰することも考えられます。

最悪は食料の生産が、現代人口に追いつかず、飢餓の人数が増えることで、食事の不安から発生する経済損失や治安の悪化なども考えられます。そういった観点から見ると、現代の世の中に最適化された野菜が、肥料を多く含んだメタボ植物といえるかもしれません。

もちろん、すべての肥料を否定しているわけではありません。堆肥《たいひ》といった有機肥料もあり、現代の安定した食事のために、肥料をなくすことは不可能です。

お伝えしたいことは、「野菜だけ食べていれば健康になれる」といった安易な考え方にならないこと、ひいては「野菜を食べなければならない」といった強迫観念に縛られすぎなくてもいいということです。

野菜が身体にいいは食べすぎている人の理論

野菜の水溶性食物繊維は糖質の消化・吸収を抑制し、血糖値の急上昇を防ぐ効果、余分な脂質を体外へ排出するといった、身体への糖や栄養の吸収を抑制する作用がありま す。したがって、食事量が多い人にとって、食物繊維を食べることは、食べている量の割に身体に残らない=太りづらいということになるため、重宝することになります。

また、不溶性食物繊維には、腸内環境の改善とデトックス効果があるといわれています。

そして不溶性食物繊維が多い食品は、よく噛まなければならないものが多く、食べすぎを防いで満腹感を得られやすいという特徴がありますし、不溶性食物繊維自体が物理的に膨らみ、満腹感を得ることができます。

前菜という、食事の初めに野菜を食べる習慣も、食べすぎを予防するために人間が発見した知恵です。最近ではベジファーストという洒落《しゃれ》たネーミングで、血糖値の急上昇を抑えたり、ダイエット効果があるとして、日常的に健康に気を使っている方や、ダイエットをされている方に推奨されています。

要は、初めに吸収されにくい野菜を食べておくことによって、体内に大量に栄養が吸収されることを防ぐわけです。そのような意味で、いつも大量の食事を食べることができる現代においては、野菜を抜いて食事をとることは、体重や脂肪の増加という点において非常にリスキーとされています。

しかし、水溶性食物繊維も、不溶性食物繊維も、どちらも以上のように、そのメリットを強調する場合は、野菜以外の食べ物や、糖や油を食べすぎていることが前提となっています。

本書で推奨しているような１日１食～週３食の人の場合は、そうしたメリットを受けられません。前述したように食物繊維そのものが何かの栄養になるというわけではありませんし、不溶性食物繊維自体がミネラルの吸収を阻害します。わずかな食事からでも栄養を吸収したいと願う少食実践者からすると、本末転倒のような事態が起きるわけです。

「不溶性食物繊維は究極のジャンクフードだ。消化も吸収もされず、栄養もまったくない」と言っている学者もいるほどです。

野菜だけ食べることの大きなリスク

前項のような説明をすると、逆に野菜でお腹を満たすことができれば、ほとんど栄養を吸収することもなく、体重の減少を狙うことができる……と考える人もいるかもしれません。

しかし、先述したように日本の野菜は肥料で大きくなりすぎており、大量の水分を含んでいます。これを大量に食べると、129ページで説明したナトリウムバランスを崩すことにつながります。その結果、塩分を多く含んだ食事の欲求を招き野菜だけでは満足できなくなります。また、水太りという現象も引き起こす可能性があり、必ずしも体重を減らす方向ばかりに進むわけではありません。

そして、野菜は自分自身や種を守るために、微量の毒素を含んでいることも忘れてはいけません。鍋で煮たときに発生する灰汁《あく》が、その毒素と言われています。

じゃがいものソラニンやナツメグなどは有名です。また、野生の馬はほうれん草を食べません。ほうれん草はシュウ酸という物質を多く含むので、食べることで結石ができてしまいます。現代においてほうれん草は多量に消費されていますが、おひたしにするなど、毒抜きを行ってから食べているはずです。

桃やさくらんぼなどは、種に青酸カリが含まれているので、安易にかじったり、飲み込むことは危険です。りんごの種にも毒が含まれています。植物の種に毒が含まれているのは、自然の流れを考えると当然です。植物からすると食べられてしまうことは、リスクであり、同時に種を遠くへ運ぶ絶好のチャンスとなります。

遠くに運ばれすぎるよりも、気候などがある程度近い範囲で、食べた動物が死亡すれば、天敵の駆除と同時に、死亡した動物から発芽し、生長するための土壌が整うことになります。果物の消化吸収が早いのと、木の実や種子の消化吸収が遅い原理はここからも読み取っていただけると思います。

現在の農薬や肥料によって、毒素は薄くなっていると言われていますが、それでも毒素は完全に消えてはいません。微量であれば問題ないかもしれませんが、野菜のとりすぎによって、野菜の毒素に侵されるリスクは十分に考えられます。

微生物のついていない野菜はアレルギーの元

私、堀大輔はトマトアレルギーです。

食べ物のアレルギーが最近になって急増しているわけですが、これは、野菜が清潔すぎるからという理由が、大きな要因です。

なぜ野菜が清潔だとアレルギーになるのかというと、自然の中で野菜を食べる場合は、野菜には微生物や菌が付着しています。しかし、スーパーなどで売られている野菜は、農薬などによって洗浄されているため、微生物や菌が非常に少なくなっています。

「それって良いことでは？」と思われるかもしれませんが、身体の防衛システムが、野菜を食べたときに、本来はそこに付着している微生物や菌に働きます。その結果、どれだけ野菜を摂取しても、野菜の中にある酵素に、防衛システムが反応することはありません。

しかし、微生物や菌がいない状態で摂取してしまうと、本来は反応しない、植物の酵素に防衛システムが反応することになります。結果、生で食べすぎた野菜に対して、その野菜を食べるたびに身体は過剰な反応を示すようになります。

私が野菜の中で、唯一好んで食べていたトマトも、トマト専門店で何度も食事をしたり、ビュッフェなどで、ご飯茶碗2杯分といった食べ方をしていた結果、アレルギーになってしまいました。

私の場合、極端にトマトを食べすぎているように感じるかもしれませんが、昔の人は実がなっているところからもぎ取って食べていたことを考えると、私よりも同じ野菜を一気に、しかも日常的に摂取していたと考えられます。それでも昔の人はアレルギーになることなく、しかも栄養豊富な野菜を食していました。

「野菜を食べることが大切！」と言われている現在ですが、野菜を食べすぎたらアレルギーになってしまうという矛盾を孕《はら》んでいます。不自然な野菜を食べることの影響は、まったく想像ができない角度からの副作用があるということです。

少食の人でも漬物はおすすめ

野菜について特異な話が一つあります。

日本食に代表される発酵食品の漬物を食することで、体内では生成できない酵素をふんだんに取り入れることができます。もともと栄養のない野菜の表面に、たくさんの微生物や菌がつくことによって栄養が成立しています。

どちらにしても、カロリーが低く、肥満や食べすぎの人からすれば、体重管理に効果的といえます。

何に漬け込むかによっても大きく変わりますが、ミネラルも同時に摂取できるため、もし少食のときに野菜をとりたい場合は漬物を食べることをおすすめします。

栄養吸収と排泄

何度かお伝えしていることではありますが、野菜は食物繊維のはたらきにより、体内に栄養が入ることを阻害する効果があります。これは現代社会においては、飲食産業の経済もまわりつつ、人の健康を保つために、非常に有用な効果です。

現代社会は、食事だけではなく、睡眠や医学、政治なども含めて、すべてが経済と密接なバランスを取り合って成り立っています。マスコミはスポンサーや贔屓《ひいき》にしている人の顔を見て情報を流し、その情報量が多ければ多いほど、受け手は正しいと判断する傾向があります。

現代は政治家もインターネットの口コミなどを重要視しています。とある政治家の情報操作をしている知人がいますが、彼によると毎月３００万円の費用を得ているとのことです。

お伝えしたいのは、毎日当たり前のように流れている報道や、入ってくる情報も、コネやお金の順位によって変化しているということです。現在金銭を得ている会社に有利な情報がたくさん流れることは当然です。

「野菜は健康に良い」という報道や情報がこれだけ蔓延《まんえん》することも、もしかしたら右記のような大人の都合によるものかもしれません。もっと言いますと、現在の栄養学といわれるものに、大人の都合が介在している可能性もあります。

実際に大人の都合が介在しているかはさておき、しっかりと栄養や食事のメカニズムを理解し、実践することで、報道や常識による洗脳を解くことが可能です（言うほど簡単ではないのですが……）。

まずは、本書にある、野菜の在り方や不自然な野菜、そしてエネルギーや栄養の吸収などを学んでいただきつつ、予備知識としてビタミンなどの情報を取り入れていただけると、より深い学びにつながりやすいはずです。

まず、食べすぎという状態を緩和するのであれば、無理のないように食べる量をコントロールしていきましょう。ある一定の少食以下になれば、野菜による排出の補助を得なくても、適正体重をキープできるようになります。排泄も、大量に食べすぎて腸が固くなっている状態よりもむしろスムーズに出るほうが多くなります。

そしてそれ以下の少食になったときに、栄養の吸収を阻害する植物を食べるとどういった反応が身体に起こるのか……観察してみると面白いと思います。ただし、理想とする健康状態との乖離につきましては保証が持てません。すなわち、おそらく悪化するということです。

私が週3食で生活するときに食べる野菜は、マクドナルドのてりやきマックバーガーに挟まっているレタス程度です。つまり自分から意識して野菜をとることはありません（妻のつくってくれた食事は話が違います。理由は、食事は環境や雰囲気も食べると述べさせていただいた「あとがき」をご参照ください）。

日本の野菜は不味い

日本の農家を敵に回してしまいそうな見出しですね。

実際にネパールからカレー屋を営むために日本に来た知り合いがいますが、この人は日本の野菜の味の薄さに絶望し、メニューから野菜をほとんど省きました。自分が表現したい料理を野菜の味であきらめることになったのは、心底悔しかったと言っていました。

日本人は日本で産まれるものに誇りを持っています。それは本当に素晴らしいことです。しかし、事実は事実として認めたほうが、自分自身の健康を守ることにつながります。

日本の野菜の多くは化学肥料で育てていることによって必要以上に大きくなり、結果、小さければ凝縮されたはずの旨味がだらしなく広がっています。締まりのない味に飽きたならない人は、量を求めることになり、食べすぎという事態を引き起こします。

日本人が食べすぎなのは、野菜が不味いことが原因の一つと考えています。不味い野菜を、この味が当たり前と洗脳して、低価格で売買することで、野菜の消費が加速されます。

美味しい食材を、適切な価格で食べる習慣を持っていれば、日本の平均体重や健康は大きく違った数字になっているはずです。また、一つひとつの野菜の旨味や価値が上がれば、食材に対する感謝も、今よりも格段に増えたのではないでしょうか。

今までで数回ほど経験がありますが、砂糖や味付け、たとえば焼肉のタレやソースなどでごまかしていない素材の味で、心から美味しいと言える食材を食べることは何にも代えがたい幸福感があります。本当に自然のままで美味しいものは、自然と食べ終わった後に無意識に合掌して頭を垂れてしまいます。

農薬が悪いわけではありませんし、肥料が悪いわけではありません。しかし、たまにでも、本当に自然の中で生きた生物を食べる習慣を持つことは大切なことだと伝えたいです。

第6章

食事を減らしたら必ず運動しなさい

運動でエネルギー生成

ここまで、少食になるなら運動が必要だと繰り返しお伝えしてきましたが、疑問に思う方もいらっしゃるかと思います。

ただでさえエネルギーが枯渇しているのに、さらに運動したら倒れてしまうんじゃないか、そもそも運動できるほどの体力が残っているのか、と。

しかし、これから説明することをお読みいただければ、そんな疑問もクリアになるはずです。

運動をすると代謝が発生します。新陳代謝が活性化されると、身体全体の活動レベルが向上します。

運動は体内のエネルギーを消費するばかりのように感じるかもしれませんが、本来稼働していない部位に関しては、血流や体温の上昇といった循環が発生するため、運動をすることでエネルギーを吸収する部位も発生します。

大切なことは、必要としている部位に必要としているエネルギーが行き届くことです。日常的に運動をしないことで、本来使うべき部位に使われるべきエネルギーが送られていないことも少なくありません。

その場合には、糖質のとりすぎや運動不足から発生する体温低下などによって、不調や疾患が起こる可能性が上がってしまうと考えられます。

また、運動をすると食材の持っているポテンシャルを引き出すことができるようになります。本来、尿や便で排出されてしまうような栄養も、運動を行うことで身体の吸収力が向上し、食材から得られる栄養効率が上がります。

このように運動を行うことで得られるエネルギーも多く存在するため、必ず１日に少なくとも30分は運動をすることを推奨しています。この30分はまとまっていなくてもかまいません。小間切れで大丈夫ですので、エクササイズやストレッチなど、無理のない範囲からスタートしていきましょう。

その際、仕事や学校への行き帰りの徒歩は運動時間としてカウントせず、それを除いての運動時間という意識で取り組んでください。

少食の人ほど、運動をすべき理由

少食の人や、糖質制限をしている人は、肝グリコーゲンや筋グリコーゲンの蓄えがほかの人に比べて少なくなっています。

グリコーゲンが少量になっているということは、体内の糖によるエネルギーの貯蔵が枯渇している状態です。このエネルギーの貯蔵が不足しているときに運動をしようとしても、力が発揮できず、息切れがしやすい状態となります。

しかしながら、これは極端な断食や、極限的な筋力トレーニングや走り込みを行っている場合の話です。

また、グリコーゲンが不足しても身体を動かすことは可能ですし、多くの人が恐怖するような、いきなり倒れてしまうといった事態は考えにくいものとなります（そもそも栄養失調と、糖の不足はまったく違う問題となります）。

有酸素運動、無酸素運動にかかわらず、運動をすることで、遊離脂肪酸（111ページ）を活用しやすい状態をつくることができます。

運動強度の計算方法

では、少食のときの運動とは、何をすればいいのでしょうか。そして、どのくらいの負荷を身体にかければいいのでしょうか。もし、それがハードと感じてしまうと、少食生活をあきらめてしまう人もいるかもしれません。

個々人の身体能力に合った運動を検討する際に重要な指標として目標心拍数と運動強度があります。

どのくらい心拍数を上げれば適切な運動をしていると言えるのか、解説していきましょう。最近はウェアラブルデバイス（身体に装着する電子端末）が増えていますが、私を含めて弊社社員も全員愛用しているアップルウォッチには心拍数を測定するアプリが入っていますので、お持ちの方はそれを利用すると簡単に計測できます。

カルボーネン法という各人の身体レベルに合った目標心拍数を設定するための計算式を紹介しますので参考にしてください。数字の計算……という話になると、「うっ」

と思う人もいるかもしれませんが、電卓で簡単にできるものですので、落ち着いて一度計算してみてください。

目標心拍数を算出するときに必要な数値は「予測最大心拍数」「安静時心拍数」「運動強度」、そして「年齢」になります。年齢以外の数値の算出法は次ページのようになります。

運動の際に運動強度60％以上を目指しましょうというのは、60％を超える値を目指しましょうということになります。

ウェイトトレーニングにおける「60％」とは当然ながら話が違います。わかりやすく説明すると、100kgを上げられる時に、60kgを上げることがウェイトトレーニングにおける60％です。一方、運動強度の60％とは心拍数にて測定します。

左記のカルボーネン法の計算式であれば、138以上の目標心拍数で60％の運動強度を超えます。運動強度60％を超えた状態で30分ほど運動するだけでも脂肪の燃焼がはじまると言われています。一方、少食の人であれば、グリコーゲンの貯蔵が少ないこともあり、114以上の目標心拍数で運動強度40％程度でも、15分ほどの運動で脂肪の燃焼が期待できます。

運動強度の測定方

ステップ 1 予測最大心拍数を次の式に当てはめて算出する。

予測最大心拍数＝220－年齢

ステップ 2 安静時心拍数を測定する。

安静時心拍数とは起床時や横になっているときの心拍数を指す。ちなみに65～75が一般的な安静時心拍数。アップルウォッチなどのウェアラブルデバイスのアプリを利用したり、手首や首のつけ根、左胸に手を当てて、1分間の心拍数をはかる。

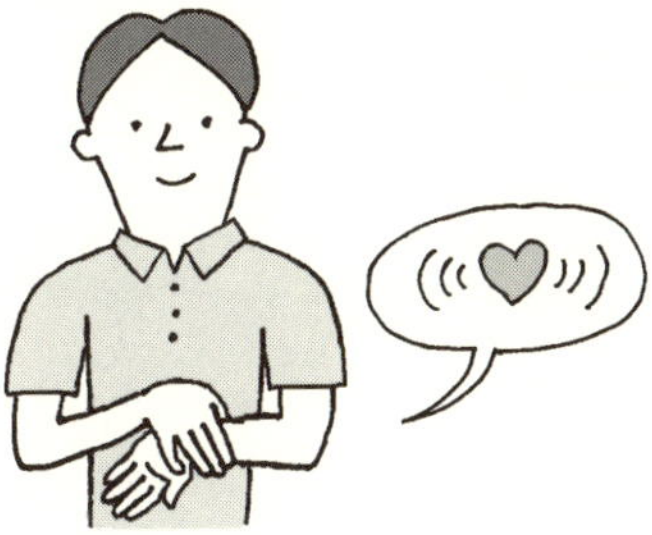

ステップ 3 運動強度を次の式に当てはめて算出する。

運動強度＝（心拍数－安静時心拍数）÷（予測最大心拍数－安静時心拍数）×100

仮に33歳で、安静時心拍数が65で、心拍数が100の運動をした場合の運動強度は次のようになる。

（100－65）÷（187－65）×100＝29％

安静時から心拍数が20～30上がるだけでも、想像以上に代謝が向上します。温度によっては汗ばむこともありますし、1時間といった長時間、心拍数が20～30向上した状態を維持できれば十分な運動となります。

目標心拍数の求め方

では、運動強度60％ほどになるための目標心拍数を計算してみましょう。

次ページのようになります。

〈例1〉においては心拍数が126～150の間に、効率よく脂肪が燃焼できることがわかります。しかしこれは、少食が前提になっていません。1日1食～週3食の場合は、運動強度はもう少し低く設定しても大丈夫です。運動強度を10％ほど低下させた、〈例2〉のような心拍数でも、脂肪の燃焼を期待できます。

もちろんこれ以上の心拍数を狙うことも可能かもしれませんが、少食で活動しているときに運動強度が70％を超えると、かなりの疲労感が発生します。また、脂肪の燃焼速度には限界があり、とくに筋肉に比べて緩やかな速度で燃焼します。つまり、あまりに

目標心拍数の算出方法

目標心拍数は以下の式に当てはめて計算する。

目標心拍数＝運動強度×（予測最大心拍数－安静時心拍数）
＋安静時心拍数

〈例1〉一般の人の場合（年齢33歳）

一般的に目標とされる運動強度60%、最大心拍数187、安静時心拍数が85の場合、運動強度50%と70%で目標心拍数を計算する。

0.5×（187－65）＋65＝126
0.7×（187－65）＋65＝150

→ 心拍数が126～150のときに脂肪の燃焼効率が上がることがわかる。

〈例2〉少食実践者の場合

同じ人が少食実践者向けの運動強度50%を目指した場合では、運動強度40%と60%で目標心拍数を計算する。

0.4×（187－65）＋65＝114
0.6×（187－65）＋65＝138

→ 少食実践者の場合は、心拍数が114～138のときに脂肪の燃焼効率が上がる。

心拍数が高くなりすぎると、筋肉からの糖新生（↓123ページ）が増えてしまうということです。

また、心拍数が目標心拍数に届いていなかったとしても継続時間を長くすることで十分に脂肪燃焼効果が期待できます。

以上のように、一般の食生活をしている人と比べ、かなり運動レベルの閾値が低くなっているので、無理なく続けられるはずです。また、基礎体温の向上や、睡魔の予防、細胞の活性化や血色がよくなるといった形で多くのメリットを享受できます。

ただ、筋肉を減らしたくないとい

う人もいらっしゃるかと思います。その場合は、心拍数を１００程度にして1時間以上運動を続けるなどの対策をしましょう。

意外と簡単で楽 ＋運動の例

数値の求め方を解説したものの、では、どの程度の運動がその数値にあてはまるのか、想像しづらい人もいるかと思いますので、いくつか例を出します。

あくまで33歳、平均身長、平均体重である堀が行った際の結果になります。心拍数は条件によって誤差が大きくなるものなので、実際にご自身で測定されることをおすすめします。

- ●腕立て伏せを10回、インターバル30秒の3セット。
- ●プランク、サイドプランクを30秒維持、インターバル30秒の2セット。
- ●早歩きのウォーキングを3分。
- ●太ももに少し圧を感じる程度のサイクリング2分。

以上の運動を全部やってようやく目標心拍数になる、わけではないのでご安心ください。この中の一つでもやれば、私の場合はすぐに心拍数が110～130ほどになります。1時間に一度でも心拍数を向上させることは、健康の維持や、全身の最適化のためにも重要です。

欲をいうと、運動をしている最中に、短時間でいいので少し負荷をかけることで、無酸素運動の要素も取り入れることができます。無酸素運動は、ダイエットなどに効率的ではないという印象もあるかもしれませんが、有酸素運動とうまく混ぜることで、脂肪燃焼効率を高めることができます。

また、できれば下腹部の緩みを改善するためにも、スワイショウといった腹筋を捻る動きを意識的に取り入れましょう。

ただし、どうしても運動は苦手……という方は、入浴をおすすめします。湯船に浸かりながら、読書をするだけでも、心拍数が向上します。また、交感神経も刺激されて食欲も減衰しますので、1日に2回といった形で、入浴をすることは衛生面的にも、少食的にも、健康的にも優れているといえます。

体感を強化し、腹筋に効くプランク

プランク

①つま先を床に立てたままうつ伏せに。
②前腕を床につけて上半身を起こす。
③膝と腰を浮かし、身体のラインを一直線にし、その状態を維持。

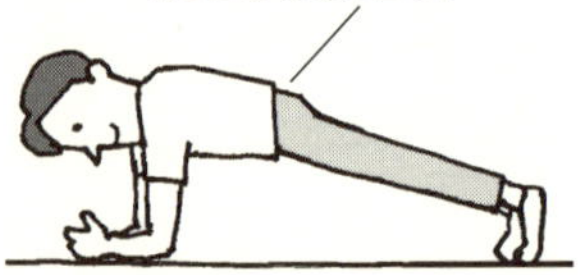
骨盤を下げたり、お尻を上げないようにするのがコツ。

サイドプランク

①プランクの姿勢から身体を横向きにする。
②片手・片足で身体を支える。
③身体のラインを一直線にし、その状態を維持。

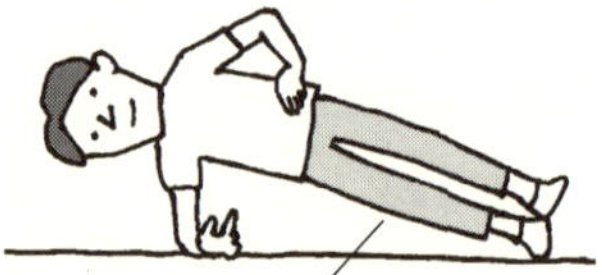
慣れないうちは膝をついた状態からはじめてもOK。

肩こりや腰の疲れをとるには最適のスワイショウ

前後のスワイショウ

①肩幅に足を開き、つま先を正面に向ける。
②前後に力を入れずに腕をぶらぶらさせる。
※時間は2～3分程度

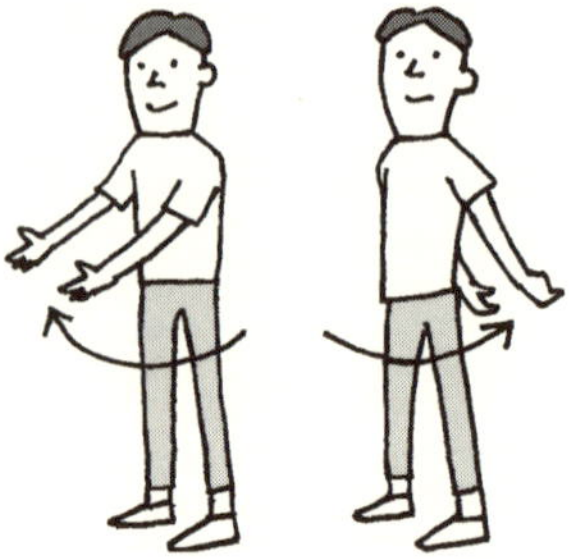

回転させるスワイショウ

①肩幅に足を開き、つま先を正面に向ける。
②腕が身体にまとわりつくように腰と頭を左右にひねる。
※時間は2～3分程度

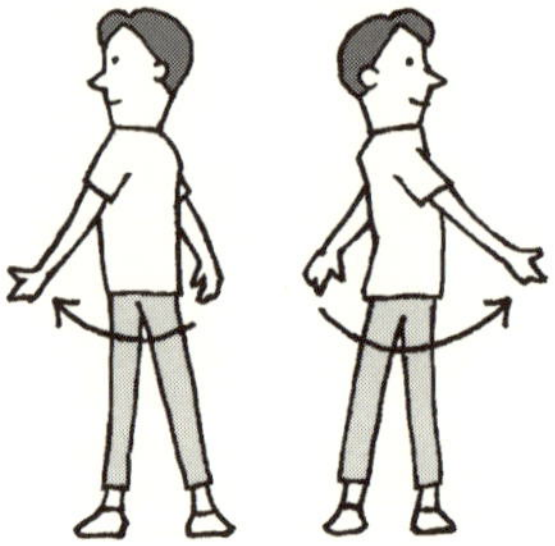

少食だと、筋肉より脂肪のエネルギーが消費されやすい

少食時に運動をすると、筋肉からエネルギーが奪われてしまう、筋肉量が落ちるというデメリットがあるじゃないか、という意見もあると思います。しかし、身体を構成する骨格筋や、馬力を出す筋肉からよりも、本来はエネルギーが不足したときのために蓄えている脂肪から糖新生がはじまり、運動のエネルギーに利用されます。

もちろん、筋肉から漏れ出すエネルギーも存在しますが、あくまで割合として、脂肪からのエネルギー消費が多いということです。

ですので、ボディビルダーや筋肉の膨張を狙いたい人に、この本の推奨する方法は当てはまりません。

ただし、筋肉から溶け出したエネルギーも、再度筋肉に活用することが可能なエネルギーです。成長ホルモンによる修復効果も相まって、「運動によって使用した部位」は筋肉量が保持、または向上します。動かした部位は温度も高くなることから、筋肉量が増えるだけでなく、脂肪を使用する率が上がると考えられます。

低温度で保存されている脂肪に熱を加えることで、燃焼しやすくなるのは道理であり、下腹部といった普段動かさない部位に脂肪がたまり、前腕などよく動かしている部位には脂肪が溜まりにくいことからも、動かすことの重要性がわかるはずです。

実際に、絶食状態で筋肉に負荷をかけることで、筋肉からエネルギーを生み出す量は減少し、脂肪からエネルギーを抽出する量が増えるという実験結果もあります。筋肉量を減らしたくないけど、脂肪や体重を減らしたいという人は、まったく食べずに筋力トレーニングを行うことで最も効率的に体重を減らせるはずです。

常に運動をしろと言っているわけではありません。心拍数が20〜30ほど上がる運動であれば、1日に2時間程度、運動強度が60％という運動で、1日30〜1時間程度運動をすれば、十分な運動量になります。

何事も停滞が最も害悪

運動しないことも、血液が流れないことも、ずっと同じ姿勢をキープすることも、すべて身体にとって害悪となります。

物事は必ず流転するように設計されています。これは、栄養の話だけではなく、陰陽五行や、天気、季節、動物の生態系ピラミッドなどでも同じです。サイクルがあることで、新陳代謝が発生しても、ある程度の恒常性を持った世界が形成されます。

一方、停滞は不自然な事象です。停滞が発生すると、代謝やサイクルが狂いはじめて、最悪の場合は、腐食や絶滅という事態が発生します。

川の流れの真ん中にいるとき、流されずに停滞しようとすると、非常に大きな質量が身体にかかり、流されてしまいます。停滞が楽だというのは刷り込みです。

社会に慣れていない、むしろ野生に近い子どもの動きを考えてみてください。じっとしていないのは、一つの本能であり、常に動くことによって、身体内の停滞を起こさないようにしているのです。壮大な寝返りもそうですね。

大人になると、社会性や文化やしつけ、行儀などによって、不自然に身体を停滞させる機会が増えます。

社会性を否定しているわけではありません。動かないことが必要なときは、当然ながら動かないことが大切です。自分一人ではなく、社会との調和が大切です。

しかし、それ以外のときは身体内を正常な状態に保つ程度に身体を動かすことは大切だと考えています。

10割の力は出ない ＋しかし6割の力を発揮することも大切

少食も1日1食といったレベルまで減らすと、肝グリコーゲンや筋グリコーゲンの貯蔵が限りなく減少します。

週3食といった2日に1食も摂取しないレベルになると、ほとんどグリコーゲンの貯蔵がなく、糖による筋力サポートを受けることができなくなります。

具体的には普段60kgのベンチプレスを上げられる人が50kgのベンチプレスを上げられなくなるといった形で、わかりやすく力が入らなくなります。

だからといって、運動に向いていない状態になったと認識することは時期尚早です。

飢餓の状態にある動物が飢餓を理由にまったく動かなくなってしまえば、生命としての活動は、飢餓の時点で絶命していることと同じです。

飢餓であったとしても、ある程度のポテンシャルが発揮できるように動物は設計されています。

ボディビルダーがベストボディに出場するような、身体を極めるような方は話が変わりますが、まずは余分な肉を落としたい、メタボリックを解決したい、運動する習慣がないという方は、この本の推奨する内容から、習慣化をはじめていきましょう。

腕立て伏せといった自重トレーニングなどは、その場で行うことが多いため、危険性も低いです。それに、少食だと力が入らない……からこそ、停滞している部位や、流れが悪くなっている部位が存在することがわかるのです。

30分運動をしたらプロテインドリンクを

飢餓状態でエネルギーとして消費される組織については、カロリー制限時の筋力トレーニングが、除脂肪体重の維持にはたらくという研究データがあります（Resistance weight training during caloric restriction enhances lean body weight maintenance）。

食事制限のみと食事制限＋筋力トレーニングを比べると、筋力トレーニングをしているほうが、脂肪は減少し、筋肉は残っていたとのことです（次ページ図）。

ほかの同様な研究でも少食時のトレーニングは除脂肪体重の維持に働く結果となって

食事制限＋筋トレの効果

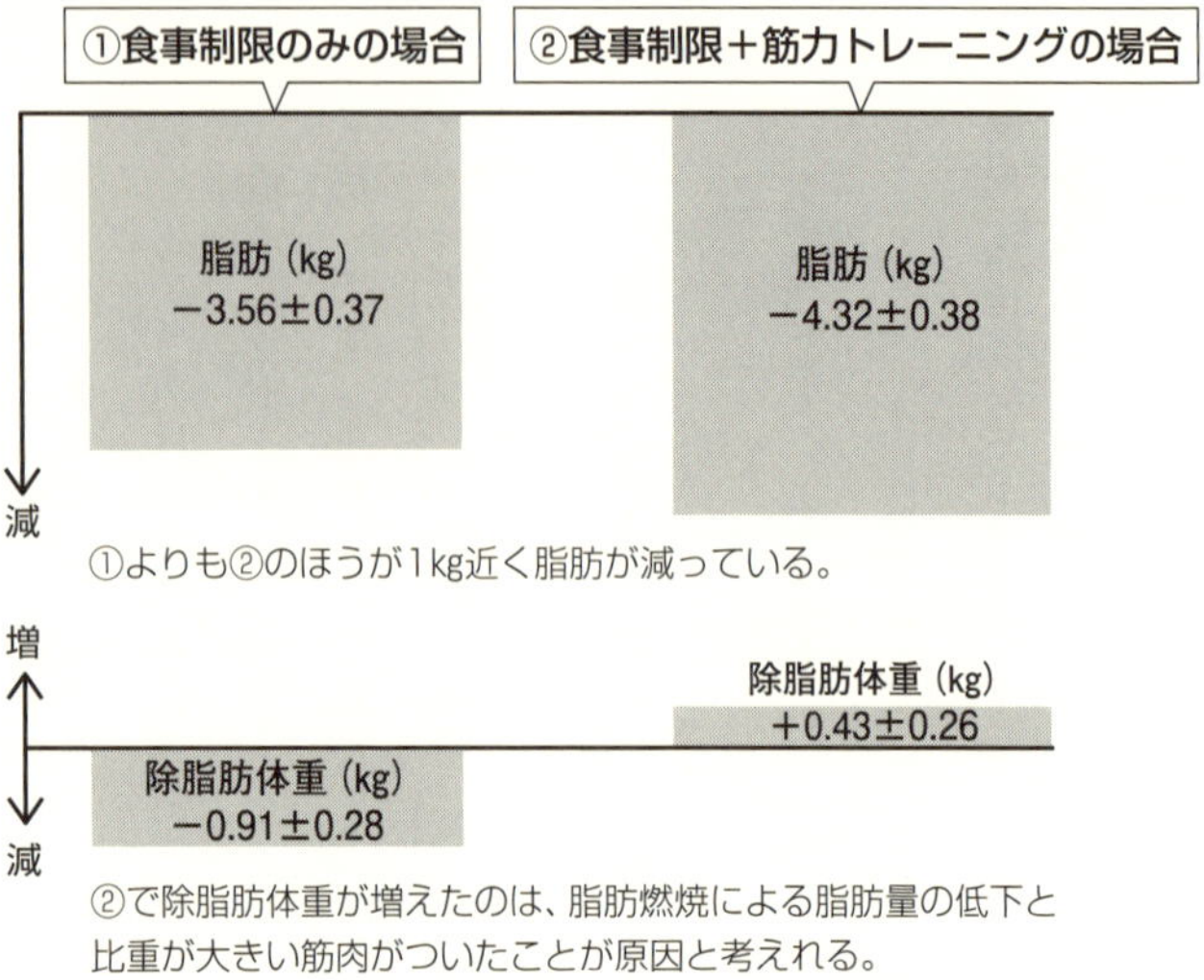

※除脂肪体重とは全体重から体脂肪量を引いた体重のこと。LBMと略されることがある。
「Resistance weight training during caloric restriction enhances lean body-weight maintenance」のデータを基に作成。

います。

少食で生活をしているときに筋力トレーニングをすると、筋肉が減らなかった分は脂肪が減っています。厳密な話で言えば、筋肉を残すにはカロリーを抑えてもタンパク質は不足させないことも大事です。よって、私の推奨する食事は、運動後にプロテインを３００mlほど摂取して、食事以外でもたんぱく質の摂取をする形をとっています。

このプロテインの補給は週３食の食事に含まれていません。しかし、プロテインは運動を30分以上した後しか飲んではいけないというルールを設定しています。

少食でどうしても空腹に耐えられない人は、運動をすれば、プロテインを摂取することができるということです。もっとも、運動をした時点で、食欲は減衰しているはずですが。

誰でもできる努力のいらない運動

じつは、日常的な場面を少し変えたり、より意識して取り組むことで、簡単に運動効果を得ることもできます。

具体的にいうと、椅子ではなくバランスボールに座り、ストレッチや若干の運動を行うのも効果的です。椅子の前に足置きなどを置いて、膝の裏のストレッチ運動を行うなど、努力とは思えない程度の運動を日常に溶け込ませることもできます。

私の実家は２階建てのテラスハウスだったのですが、トイレが近い私は、２階でゲームをしつつ、１時間に１～２度ほど、トイレに行くために階段の昇り降りをしていました。微弱な効果しかないように思えるこの自然な生活の動きですら、何年もの積み重ねがあると、馬鹿にできない運動量となります。心拍数の上昇も相まって、自分ではまったく運動と思っていない習慣も、健康的な習慣になっていたはずです。

おすすめなのは整理整頓といった掃除です。掃除をしているとき、じつは想像以上に心拍数が増加します。また、身体の動きも普段とはまったく異なることや、物を移動するときには無意識に筋肉を使います。

運動が苦手だという方は、掃除を毎日行うことで、自分自身の状態を整えて、さらに環境も整えることができるようになります。

ほかの人が食事をしている間に、その人の席を拭くのもいいでしょう。せっかく動くのであれば、価値のある行動をするというのも大切なポイントです。

自分がどれくらい動いていないのか、もしくはどういった姿勢をしているのかなど、自分の日常をぜひ一度、ビデオに撮るなどして客観的に観察をしてみてください。

普段、身体を動かすことが少ない人ほど、ビデオに映る自分は想像とはまったく違っていると思います。自分の感情や思い込みを外し、客観的な観察のもと、一つひとつを丁寧に改善することで、自然本来の身体の動かし方に戻っていき、停滞を最小限に抑えられるようになっていきます。

「自分の普段の動きをビデオに撮影なんてしている人いないのでは？」と思われた人もいるかもしれませんが、ほかの人がしていないからこそ、差をつけるチャンスとなります。

運動すると空腹感がなくなる

食事の回数を減らすことは、現代において、肥満の抑制、事務作業などの睡魔の抑制、内臓を休めるといった形で、健康における良効果を期待できます。しかし、この良効果も無理をしてしまう、がんばってしまうと、すぐに身体的にも精神的にも息切れが発生し、せっかくの良い効果が出る食習慣も続かなくなってしまいます。

食事回数を無理に減らそうとするのではなく、まず定期的な運動を行うことによって、ホルモンを活用して食欲を調整し、気づいたら1日1食くらいしか食べていないな……という状態を目指しましょう。

現代の世の中において、食事から栄養を得るよりも、運動をして、毒素や不自然なものを体外へ排出するほうが優先順位は高いと考えられます。

本書は少食がテーマではありますが、少食は結果的に得られるものであり、その結果を生み出すためには、一にも二にもまず運動をはじめることです。動物でありながら、運動不足という状態は非常に不自然であるとともに、どんどん本能が削られてしまい、文字どおり骨抜きの状態となります。

運動不足が与える食事以外の悪影響

運動不足によって動物としての本能が失われると、食欲だけでなく、性欲や睡眠などにも影響が発生します。

2008年2月発行の「Medicine & Science in Sports & Exercise」誌には、40歳から75歳の102人を対象として、12カ月間にわたり実施した実験があります。食事制限などはまったくせずに、有酸素運動の量を増やしたところ、性機能低下を改善する可能性が高くなり、同時に筋肉量、筋力も向上したというものです。

このことから、運動不足を解消するだけでも、Erectile Dysfunction（勃起障害）に関する問題を改善する可能性が高くなるということがわかります。男性は加齢とともに、性欲に関係するといわれる男性ホルモンのテストステロンが減少していきます。テストステロンは男性ホルモンと呼ばれ、性衝動や生殖機能以外に、骨格や筋肉の発達にも大きな影響を及ぼします。筋肉を鍛えることによって、テストステロンの総量や分泌量が上がります。

睡眠中は脱力することが知られていますが、日中に身体を動かしていない人は、うまく脱力することができず、睡眠の際にも緊張が抜けきらなくなります。運動は睡眠の効率を上げると言われていますが、睡眠中に回復効率が下がるというよりも、自然な睡眠ができなくなるデメリットのほうが大きいのです。

結果として、運動を行っていない人は、不眠症であったり、朝が起きられないという事態が発生し、翌日のパフォーマンスが低下します。パフォーマンスが低下した状態で活動すると能率が落ち、運動に使える時間もなくなり、負のスパイラルに入っていきます。

まず、すべての事象は、運動からスタートし、運動をすることでどんどん良スパイラルが発生するということを覚えておいてください。今、何かがうまくいっていない人は、本書を読みながら、ぜひスクワットをはじめましょう。

「できたらする」はすべてを破壊する

少食で、運動をしていない状態になると、脳への栄養供給量も低下しています。

脳の栄養が少ない状態で、能動的に行動することは非常に難しくなります。その状態になってから運動をしようと思ったとしても、まず身体は動いてくれません。大切なことは、事前に決めておくことです。そして決めたことを守ることです。

人は曖昧表現を好む傾向があり、「できたらする」といった形で、しなかった場合の正当化をはかろうとします。完全に時間や内容を決めておくことで、運動のときの迷いや、体調不良を防ぐことができるようになります。運動をする前に迷っている状態こそ、最大のストレスであり、そして運動しなかったときの自己嫌悪が強くなってしまいます。

少食を実践するうえで、食べないことを決めるよりも、運動を必ず行うことを決めるようにしましょう。運動の質や時間は、157ページにあった運動強度から算出して60%ほどを目指して運動すれば十分となります。

この本で書いてある運動の内容や理論はデスクワークや、普段の仕事や活動に運動がほとんどない人に向けてのものです。

身体を動かす現場仕事の場合は、仕事そのものが身体を動かすため、とくに有酸素運動を生活に取り入れる必要はありません。仕事中にフラつきや脱力感に襲われないようにだけ注意して、少しずつ食事量を調整することをおすすめしています。

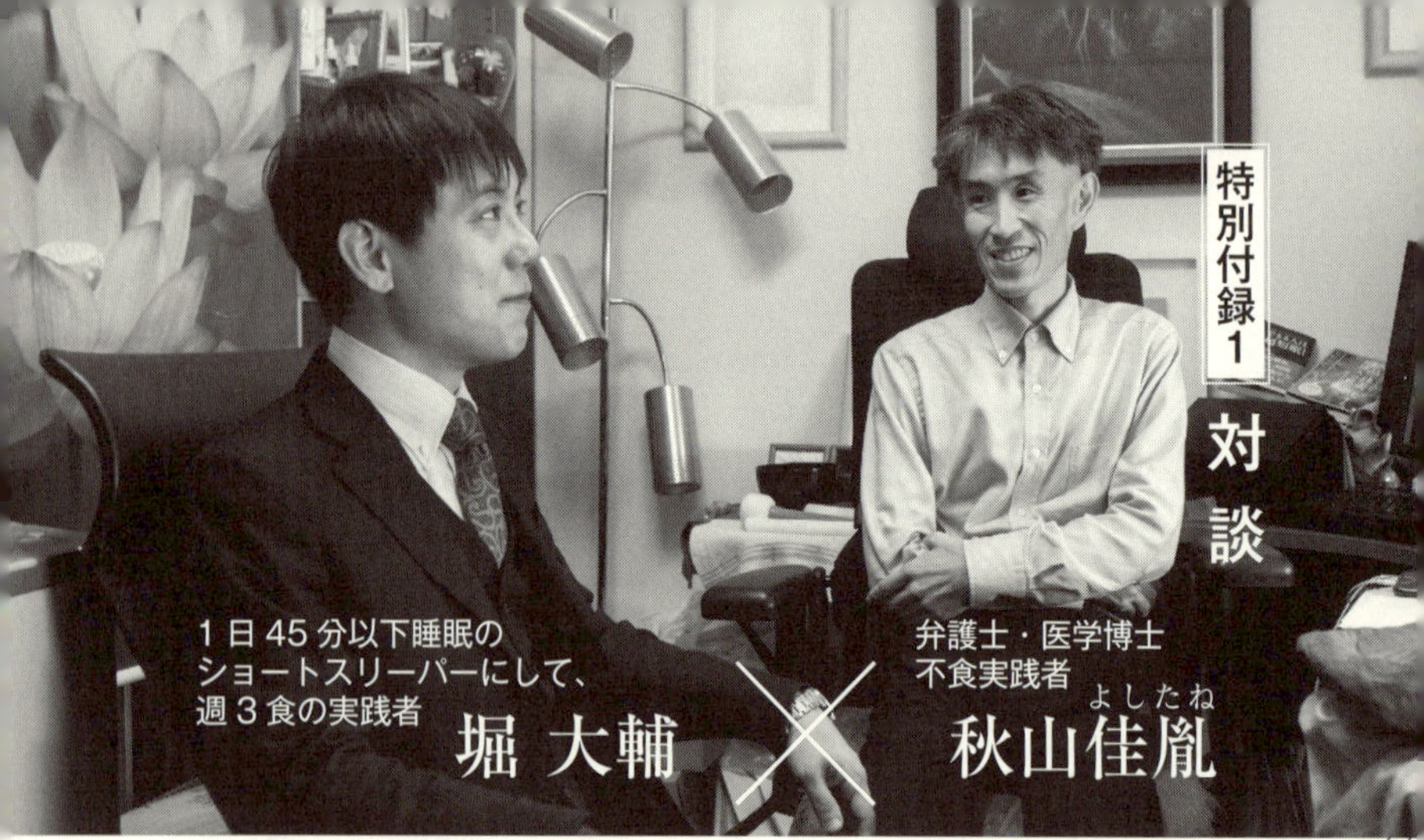
特別付録1
対談
1日45分以下睡眠の
ショートスリーパーにして、
週3食の実践者
堀 大輔
弁護士・医学博士
不食実践者
秋山佳胤《よしたね》

本書の著者・堀大輔氏と
監修を務めた秋山佳胤氏による、
互いの睡眠観・少食観をぶつけ合う
異色の対談が実現。
軸足が異なる二人の意見は
どこへ着地するのか――？

（以下、敬称略）

＋秋山先生も超短眠！

堀　この本を監修していただきありがとうございます。いかがでしたでしょうか？

秋山　大輔さんがこの新しい本の中で、運動を大事にされると書かれていて、私もそれには大賛成だと思いましたよ。じつはジャスムヒーンさんが「プラーナ（↓22ページ）摂取率を上げるための8つのライフスタイル」の一つとして、運動を挙げているんですよ。大輔さんが本の中で丁寧に書かれているように、食べ物を減らしていくと、実際に筋力が落ちてきますが、運動をすることで筋力が保全されますから。

運動するとプラーナのエネルギーの循環もよくなるんです。とても大事な要素です。地上で肉体を持って過ごしている以上、肉体を使ってやるというのはとても大事なことです。私もふだん運動をしているおかげで、急に山登りをしても大丈夫でした。私は息一つ切らさず、足が達者な登山ガイドよりも早く、トップでマチュピチュの山登りをしましたしね。

堀 私もよく登山に行きますよ。

秋山 大自然の中だと大地とのエネルギーの交換ができるという気がして、一足踏みしめるたびに、どんどん元気になるみたいです。

堀 おっしゃるとおりで。まあ、私は登山というより山にいるだけですけど（笑）。それでも元気になります。

睡眠に関してお伺いさせてください。秋山先生も短眠でいらっしゃいますよね。

秋山 そうです。**食べないと眠くならずにすみます。食べると眠くなる。この本に書いてあるとおりですけど。意識がクリアになってとくに寝なくても平気になるんです。**でも、寝るのも嫌いではないですよ。

堀　気持ちいいですからね。

秋山　そうです。ただ、寝てもすぐ目が覚めます。（ドラゴンボールで）魔人ブウが「う～ん、5秒くらい寝たかな」って言うでしょ。あそこまでじゃないですけど。

堀　そのあと、さあ殺しに行こうって飛んでいくシーンですね。確かに、世界一のショートスリーパーは魔人ブウです（笑）。

秋山　この間も、自給自足をしている群馬の農家さんのところに一泊したんですけどね。そこで、いろんな話をしてたら盛り上がりまして、いつの間にか暗かったまわりが少しずつ明るくなってきて、小鳥が鳴きはじめて、喜びと活力が湧いてきたんです。『できる人は超短眠！』の「あとがき」で書いてあるとおりなんですよ。さわやかな大自然の中だと本当に実感できます。都会だと人の動きや雑音もありますけど。

堀　大自然の恵みは、何事にも代えられないですよね。言葉にできない。

秋山　喜びが湧いてきますよね。ああ、幸せと思って、気がついたら朝5時になってました。楽しく話してると眠くもならないし、お腹も減らないし、元気になるんですよ。で、「朝5時だから一応寝ましょうか」みたいな（笑）。「じゃあ、皆寝るんだったら、私もちょっと横になりましょう」と横になるんですが、もう6時過ぎには目が覚めるんです。とくに波動がいいところですから。

短眠だと時間に余裕があるから、いろいろなことが楽しめます。ゲームもやるんですよ、私。子どもたちと一緒に「パズドラ」とか。うちの子どもたちは夜中までゲームやってたりすることもあるんですけど。**寝なくていい私のほうが時間の猶予があるから進んでるわけです。ランク950超えてます。**

堀　相当じゃないですか！

秋山　前に健康相談でいらしたお子さんがいじめなどのストレスから脱毛症で苦しまれていたのですが、その子も「パズドラ」を結構やってるというので、私のアカウント見せたんですよ。そしたら、「神！」とか言われて尊敬されてしまいました（笑）。「パズドラ」のおかげで健康相談でも対話がはずんで、その子もすっかり元気になりました。本当に何が役立つかわからないですね。

堀　本当にそうですね。なにかを否定するとかじゃなくて、楽しみながら取り込んでいかれているのがすばらしいと思います。私も堀井雄二さん（ゲームデザイナー、作家。「ドラゴンクエストシリーズ」のシナリオライター。愛称は「ゆうてい」）とお会いしてお話したことがあるのですが、堀井雄二さんも4時間ほどの睡眠時間と仰っていました。
多くの方が問題解決しようとするときに、これだけの量が必要、これだけの時間が必要って思い込みが強過ぎて、できなくなってることが多いんじゃないかなと思ってます。

秋山　そうなんですね。今回の本の中でも、「具体的な目標を立ててやることで」っていうところに書かれているとおり、目標を立てることで行動しやすくなると思いますが（↓77ページ）、立てた目標に縛られ過ぎると、逆に力が発揮できなくなったりしますよね。さすがだと思いました。

堀　補助輪として使うんだったらいいと思うんですけど、それが縛りになってしまうのはもったいないです。

秋山　そうそう。本当にいろんなことでも、それをどのような意識で捉えるのかでぜんぜん様子が変わってくるんですよね。

✚音や光は食べられる!?

堀　秋山先生が、最近関心をお持ちなのはどういう方面でしょう？

秋山　今一番興味があるのは、音とか波動とかそういう方面ですね。たとえばシンギング・リンやライアーなど、美しい音を奏でる楽器演奏にはまっていますね。

世間からは「不食の人」と言われていますが、私も別に食べてないわけじゃないんです。食べてるものが違うだけ。物質食ではなく波動食をいただいてるんです。たとえば音というのは物質ではなく、波動です。昨日の私の講演会にも本当にすばらしい音楽家が参加してくださいました。そういう会は「魂の食事」だと言えます。音を食べるということ奇異に聞こえるかもしれませんが。

堀 私、音は光だと思っているんです。私はミュージシャンだったし、楽器も制作しているんですけど、そのときからすごく感じていたんですよ、音って光だと。だから音というのは、本来見えているんですよ。全員が見えているんですけど、音を耳で聴いていると認識しているだけ。言語で惑わされているだけだともいえます。だから、逆に見えているものはすべて音ともいえます。つまり、すべてつながっている。また音を鳴らしたら、そのあと減衰するというのが一般的にいわれていることですけれども、回し方次第で増強、共鳴がある。つまり倍数的に増えるということもありますし。となっていくと、**音はある種、経済ともいえますし、音は在り方ともいえますし、なんというかすべてなんです。**

秋山 すばらしいお話ですね。

堀 **要約すると、音を食べることはできるんです。**音を食べて生活できて当たり前なんです。そして、光を食べて生活することも当たり前ですから、光を食べることも音を食べることも結局、すべてつながるんです。

秋山 実は食べ物を食べているときにその物質だけをいただいているんではなく、それに乗っている音や光を私たちはいただいているわけです。

堀　見え方というのがそのまま味に反映される。その見え方って光なわけですし、そのレストランで流れている音楽だって食べているわけですし、それらを含めて健康にもなる。

秋山　どんな方と、どんなシチュエーションでというのも、すごく影響しますよね。**やはり楽しい人と食べるときはおいしい。そういうシチュエーションも一つの音であり光であり愛であると。**

堀　おっしゃるとおりです。秋山先生がおっしゃるプラーナですね。私はそういう言葉を持ち合わせませんけど。

秋山　科学的に言えば、アインシュタインの相対性理論を皮切りに、物理学のほうで「物質とエネルギーは相互転換可能である」と証明されています。実は物理学のほうが進んでるんですよ。

堀　物理学のほうが進むのって、ある種当然だと思っています。これは私の考えなんですけど、人の心には「執着」があると思うんですよ、どうしても。たとえば、食事が美味しいと思うがあまり、食事に執着する。その結果、食事をとらないといけないという理論を無理やり形成してしまう。**自分が欲しいという理由で、それが正しいと考えてしまいがちなのです。**物理学の場合はそれがなくてすむといいますか、執着が入り込む余地が少ないのです。

私はもともと動物研究から入ってるんですけど、人間に比べれば動物対象のほうが執着を入り込ませずにすみます。冷たい言い方かもしれないんですけど、動物がどうなろうと感情移入しないで研究しないと成立しません。動物がかわいいとか、かわいそうとか、そういう気持ちを意図的に切って、残酷なこともせざるをえません。その結果、動物研究のほうが人間研究よりも論理的に正しい方向へ進めることができるのだと思います。

睡眠に関しても私、動物から教えていただいてるっていうことが多いです。これがたとえば、人の食事であったり、栄養だったりとなると、途端に執着が入って曲がってしまうことが多いのです。**最近の研究に関しても、人の身体も「こうあってほしい」という願いが先に立ってしまっているがゆえに研究が遅れてしまう。**そういうことは多々あると思います。

秋山　「こうあってほしい」という願いとともに、いろいろ思惑というか利権みたいなものもありますからね。食についてもそうですけど、睡眠についてもそうだと思います。やはり自分の持ってる信念体系が崩れるとき、不安に思うのは自然な情ですから。勇気を持って、そこにチャレンジするともっと自由になることもあるんですけど。なかなか今まですがってきたものを手放せない。それが執着というものだと思います。

堀　さらにわかりづらくしている要因があります。動物の中で、人間だけが自分自身を認識することができる存在だという点です。何よりの証拠に、人間しか鏡を持っていない。鏡を持ってる生物ってほかにいません。もちろん、動物も水面に映った自分を見ることはできるはずなんですけど、動物が水面をのぞくのは24時間の中で凄《すご》く短い時間です。自分の姿かたちを見るために水面をのぞくわけではないです。人間は、自分自身を意識して、特別視するあまり、なにかに執着し手放せていないことにすら気づけない。現実と自分の心の間に断層をつくってしまうんです。

秋山　**逆に、気づいたら、もう手放しの半分は終わってるようなものですよね。**動物の研究というところは、なるほどなと思いました。動物というだけで私には関係ないと客観視できて、無意識にストップをかけることが減ったりしますね。

堀　それが残酷なときもあるんですけどね。だからこそ、学ばせてもらえるということもあります。

秋山　動物の命を直接使っちゃうようなものは、それこそ残酷ですけども、そうじゃない動物の観察から得るということもありますよね。その場合は、むしろ動物理解につながります。

堀　おっしゃるとおりでして、私は山の中にこもることもあったりするんですけど、変な机上の研究より、山の中で過ごして動物を観るほうが気づきが多いんです。観るというと狭い意味になっちゃいますが、臭いを嗅《か》ぐこともあれば、聴くこともあって、さまざまな要素がありますけど。そういうときの気づきのほうが、なんというか……うまく言葉にはできないんですけども。

秋山　よくわかります。そこはシュタイナー（ルドルフ・シュタイナー、1861～1925年、神秘思想家、哲学者）が得意なところです。シュタイナーは生物についてもいろいろと面白いことを言ってます。

✚不食や短眠を科学で語れるのか？

堀　先生のほかにも不食を実践されている方はたくさんいらっしゃいますよね。

秋山　いらっしゃいます。大輔さんはその中でも、ちゃんと地に足が着いている印象がありますす。なるべく科学的な視点から丁寧に説得を積み上げていらっしゃる。不食に関しても、睡眠に関しても。そこが尊敬するところです。バランス感覚がとてもおありですね。

堀　言葉を借りているだけだともいえますけどね。

秋山　**体験してしまうと自分にとっては疑いようのないことですから、これは。**短眠にしても少食にしても、不食にしてもそうです。自分でリアルに体験したことだけが自分にとっては真実で、ほかのことは単なる情報です。**自分が体験してはじめて知恵に変わるわけです。**大輔さんは自分が体験した知恵を、必要とされている人にはぜひ共有していただきたいと、親切心と慈愛の心から考えておられます。この知恵を活用するとすばらしい恩恵が得られるよと。そういう方々に受け入れていただくための方便として、論理的な説明を使われてるわけです。

堀 そうですね。自分が実践しているときに科学の論理だのっていうのはないですから。**私も20日間くらいは不食、飲まず食わずっていうのは経験してるんですけれども、科学的に説明しようとしてもそこは矛盾だらけになってしまいます。**

秋山 科学っていうのはそうなんですよ。実は私はホメオパシーの療法士として、その分野で医学博士をいただいています。でも、２０１０年にホメオパシーが科学かどうかっていうことで、いわゆるバッシングがありました。日本学術会議の方が「科学じゃない。インチキだ」みたいなことを言ったわけです。でもそういった人たちは科学の厳密な定義というものを理解していない人たちなんですよ。

堀 定義すらわかってないことがありますよね。

秋山 オーストラリアのホメオパス（ホメオパシー療法家）で、科学の定義から厳密にホメオパシーが科学であるっていうことを論証した人がいます。科学の定義っていうのは事象について私たちが認識し、観察するんです。その観察したところから仮説を立てる。その仮説がほかの事象にも当てはまるかどうかという検証をする。ほかの事象にも仮説が当てはまった、検証できた。その検証できたものを一つの科学の理論として打ち立てる。これが実は科学の思考方法なんです。

堀　でも残念ながら、そういう思考方法で語られていても、新しいものは叩かれる傾向が、いろんな分野でありました。睡眠に対しても、本当にバッシングは大変なものだったでしょう。よくぞ主張してくださいました。その果敢な勇気を、私は尊敬申し上げます。科学というのは常に進化してきて、今まで非常識だといわれたことも今は常識になっている分野って、いくらでもあるわけです。今までの理論で説明できないからといって否定するのではなく、謙虚になってその現象から何を気づき、何を学ぶのか。これこそが

世間からは「不食の人」と言われていますが、私も別に食べてないわけじゃないんです。食べてるものが違うだけ。

――秋山

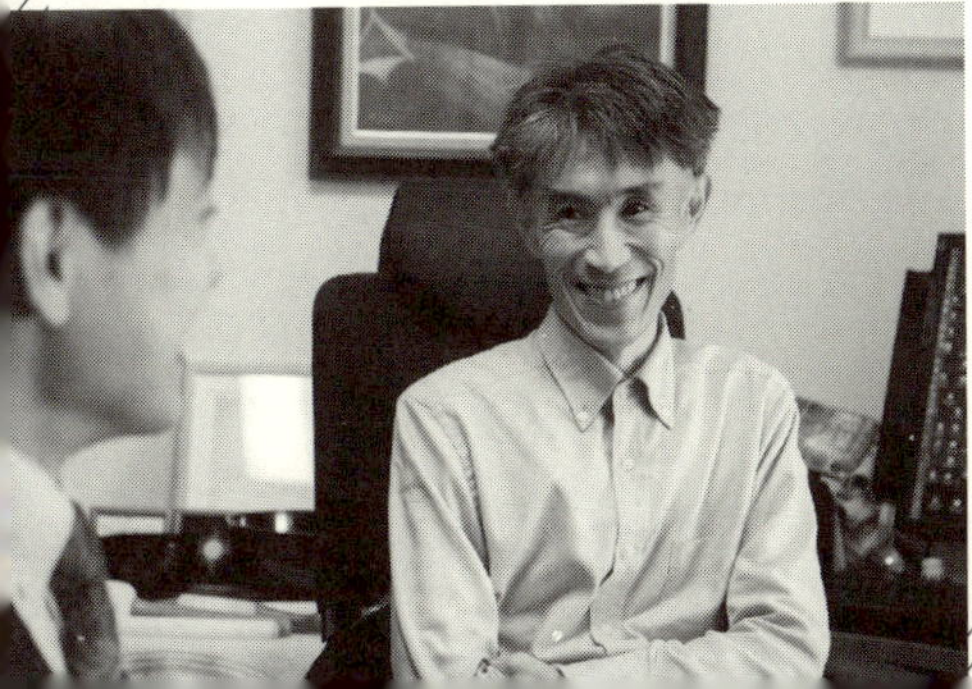

科学的態度ですよね。**超短眠の主張をしている私は、睡眠学会の権威の方にディスカッションに入れてもらえなかったこともあります。「学者って一体何なんですか⁉」と私、言いましたからね、若いのもあって。**

秋山 正論ほど相手は怒るんですよね。私なんかはある意味、いい加減で適当にやっていますから。講演会でも「私の話を真に受けないでくださいね」と。「全部冗談ですから」なんて言ってます。だからそういう意味では、別に叩かれたりしないんです（笑）。

堀 科学に精通している人ほど無知の知を知っていてスピリチュアルを頭から否定したりしませんよね。わかっていないことを否定せず、わかっていないときちんと認識してます。そのうえで、わかっていないことに挑戦するからこそ得られるものがたくさんあると考えているからです。ただ周囲の人が、それを二元論で良いだの悪いだのと表現したり、一部を引用して否定したりということがあって、そういうのはどうなんだろう、それをして幸福なのかなと思ったりします。

秋山 大輔さんのご本が立派なのは、いろいろなデータが丁寧に調べられて反映されている点です。こういうのって地道な努力がないと、しづらいんですよね。使える時間があるといっても、その使える時間をそういうことに向ける。人類愛じゃないですけど、そこが凄い立派だなと思うんですよ。私はもう面倒くさいからデータとか一切、なるべく引用文献がないオリジナルなところで話してしまいます。「信じないでください」と言っとけば、ある意味免罪符になるでしょ（笑）。

✚食べない人ほど仕事を純粋に楽しむ！

堀　今、食べるという行為が、ブランドを食べているみたいなニュアンスになってるんですよね。**生命を食べているというより、キレイになりたいという執着から食べているみたいな。**食べる意味合いがまったく違う。

秋山　よくわかります。実際、ファスティングなんかもそういう世界です。ファスティング関連の企画で私に興味を示してインタビューに来たりされますが、結構表面的なんですね、目指していることが。

堀　ファスティングも本当にブランドです。それさえすれば、みたいな考え方になっちゃってます。そういうことではなく、生命に感謝がない状態でファスティングしてどうするんだという。

秋山　表面的なもので一生懸命になると、逆に生命から遠くなっちゃうところもあるくらいです。そこを大輔さんの本は思い出させてくれるというか、本来の道に戻してくれます。それこそがこの本のやはり一番大切なところだと思います。**はっきりいって、ビジネ**

スで豊かになるとかというのは本質的じゃないわけです。明日もベーシックインカムに関するイベントに出席するのですが、金融はもうなくなる方向性ですからね。

堀 それで皆さんまた焦ったりするんでしょうけれども。金融がなくなるということは、それこそ形が変わるだけです。お金というものの存在の在り方を見ていれば、そんなに焦ることもなくいけるんですよ。

秋山 そうなんです。そのお金に乗っかって、お金の数値の高さをよりどころにしている人は不安になりますけど。それは、一つの流通の道具でしょとか、エネルギー交換の道具でしょ、というところで自分が本質に根差していればなんのことはない。

堀 儲けを取りに行くというのもよくわからない価値観です。お金はそういうものではない。お金というのは結果論です。

秋山 今まで、地上でいろいろお金遊びしてきましたが、お金遊びに基づく経験の時代はもう終わりなんですよ。

堀 本当、遊びですよね。お金というのは。大いなる遊び。

秋山 大いなる遊び。今バーチャルコインが出てきているでしょ。あれは実はもう貨幣経済がなくなるための一種の過渡期の形態です。バーチャルってことは半分消えているわけでしょ。

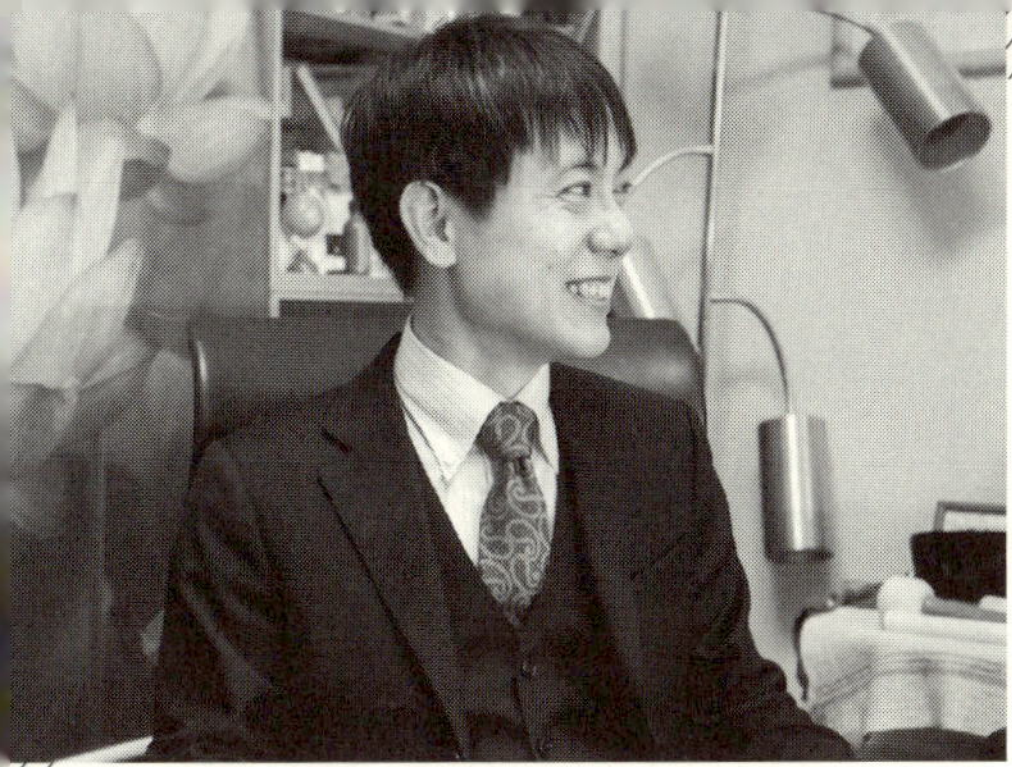

私も20日間くらいは不食を経験してるんですが、科学的に説明しようとしても矛盾だらけになってしまいます。

——堀

堀　そうです、『できる人は超短眠！』の印税は、ショートスリーパー育成協会の社団法人のほうに入れているんです。**そのお金って、私、管理してないんです。といいますか、もう社員が考えて、自由に使えばいいと思っています。お金は、結果ですから。**

秋山　とらわれていないんですね。

堀　なので、出版社さんにも「いくらですか？」と確認したことは1回もないですし、明細とかも要求したことないはずなんです。

秋山　わかります。その執着のなさといいますか。私も、そういう意味ではお金の基準ではぜんぜん動かないんですよ。今動くのは楽しいかどうか。

堀　そうですよね。そこをなくしてお金を取りにいって何が楽しいのか、と逆に思います。そういう意味で、私は秋山先生のお仕事のお手伝いをさせていただきたいと考えています。何か私でお手伝いできることがあれば、どうぞお声掛けください。

秋山　私のほうこそ、私でよければ何でもお手伝いさせてください。

特別付録2

大食いサラリーマンの少食日記

本書執筆にあたって、著者が代表を務める日本ショートスリーパー育成協会のスタッフと、受講生や元受講生の中から、10名の有志を募り、週3食に挑戦。結果、全員が1カ月で達成しました。ここでは、その中の1人の日記を特別公開します。少食を目指す方はぜひ参考にしてください。

元受講生：Y・Sさん

東京都在住の38歳男性。原宿の小さな商社の営業事務。妻と2歳になる娘が1人いる。1日平均3時間半以下睡眠のショートスリーパー。少食が短眠のサポートになるならばと、モニターに立候補。もともとは1日2～3食で、しかも大食漢。とはいえ、今回の挑戦にあたっては、あえて1日1食ではなく、週5食からスタート。やると決めたらとことん自分を追い込んででも、最後までやりきるタイプ。週末にジムで運動をする習慣がある。

第1週
週5食への挑戦

1日目　1食

体重......63.9kg（12：30時点）

食事......19：00～豚丼、レバー、卵スープ、ブロッコリー

運動......6：00～ヨガ10分。20：30～プランクやスワイショウなど腹筋関連10分、股関節のストレッチ10分。

プロテイン.......なし

日中に低血糖が出た気がする。海水塩をとることを推奨されたが、プロテインとともに、まだネット注文してから届いていない。初日からだけど、晩御飯で1食。

プロテイン.......なし
体重が少し増えたのは、コーヒーの飲みすぎのためか？　なんとなく腹痛がしているような感覚。頭もボーッとするタイミングがあったが、とりあえずガムを食べて意識をそらす。プロテインと塩がまだ届かない。ジムで多めにプロテインを買っておくべきだった。

4日目　1食
体重......63.4kg（12：30時点）
食事......18：00～唐揚げカレー
運動......1：00～開脚ストレッチ15分。17：00～腹筋ローラー5回、腕立て伏せ10回。23：00～逆立ち30秒、腹筋50回。
プロテイン.......なし
塩が届いた。プロテインはまだ。今日はなぜか体調が最高によかった。体も軽かったし、この調子が続けば怖いものなしに思う。……と思ったが、食事のあとに急激な腹痛、手足のしびれ。その後トイレに15分こもって黒い便と格闘。1日食事をあけてからの、カレーだったので、いわゆる宿便というものが出たんだと思う。

5日目　1食
体重......63.2kg（12：30時点）
食事......20：00～目玉焼きハンバーグ、白ご飯
運動......2：00～開脚ストレッチ

2日目　1食
体重......63.7kg（12：30時点）
食事......13:00～素麺、からあげ、ゴーヤチャンプルー、白米
運動......7：00～バランスボールを使った腹筋トレーニング10分。20：30～ジムでマシーントレーニング30分、フラフープ5分、ランニング10分。
プロテイン.......300ml
昼食を上司と食べた。夜行ったジムにて、プロテインを購入。300ml飲んだ。30分以上の運動のあとのプロテインは食事に含まなくてもいいので楽。プロテインが食事になるイメージか。昨日の夜に食べたのと、今日の昼に食べたのと、夜のプロテインという食生活を考えると、あまり大袈裟な食事の変化に感じない。思ったよりつらくないので、今のうちに冷蔵庫の中のものを廃棄。食べたい感情のときには捨てられないと思ったため。

3日目　0食
体重......63.8kg（12：30時点）
運動......7：00～ヨガ10分。19:20～股関節ストレッチ7分、腹筋関連8分、首ブリッジ含めてブリッジ2分。21：40～娘と遊ぶ（全身運動）、首ブリッジ10回、ひねり腹筋10回ずつ、腕立て伏せ15回。

7日目　0食

体重……不明（測定していない）

食事……なし

運動……ストレッチ10分のみ。

プロテイン…….なし

ラフティングや、今週慣れない動きをしたからか筋肉痛を休めるためにも、1日休んでいた。何度か空腹感に襲われたが、ストレッチや眠ることで解消。

第1週で週5食以内の挑戦に成功。

第2週
週4食への挑戦

8日目　1食

体重……63.1kg（12：30時点）

食事……7：00～フルーツ盛り合わせ（梨、ぶどう、グレープフルーツ）

運動……22：00～腕立て伏せ20回、腹筋サイクリング100回、伸脚ストレッチ3分、開脚ストレッチ2分、プランク30秒、サイドプランク30秒×2セット、首ブリッジ20回、腹筋ローラー10回、背筋100回。

プロテイン…….150ml

休み明け、体重がもう少し落ちていることを期待したが、思ったよりも減っていなかった。ガッツリと運動を行ってからプロテインを10分。7：00～子どもを抱えて散歩。21：30～ヨガなんちゃって太陽礼拝10分、自転車をこぐような腹筋体操200回転、腕立て伏せ10回。23:50～ストレッチ10分。

プロテイン…….なし

思ったより体重が落ちていないのが気になる。体重のためにしているわけではないが、やっぱり実数字が落ちていないと不安になる。お腹がすいたタイミングで運動をすれば、確かに空腹感がなくなる。腹筋まわりの肉を取りたいので、腹筋を中心に進めている。

6日目　1食

体重……不明（測定していない）

食事……16：00～セブンイレブンのカレーチーズドリア、唐揚げ、おにぎり

運動……半日のラフティングのイベントに参加。

プロテイン…….なし

今日はイベントの日だったため、コンビニで買った飯もアポイントメント用の食事にカウントしようかと思ったが、余裕があったため、1食としてカウント。不思議と空腹に悩まずに活動できている。ラフティングをしている間に、自宅にプロテインが届いたと連絡。

チ味
運動......22：00 ～腕立て伏せ 10 回、開脚ストレッチ 10 分、逆立ち 1 分、スワイショウ 5 分、プランク 1 分。
プロテイン ....なし
気になる体重は少し増えていた。排泄をしていなかったからか気になるところ。夜中のマクドナルドは、妻がてりやきマックバーガーを食べたいということで、買い物に行ったら、衝動的に期間限定のバーガーを食べたくなってしまった。しかし、これだけ食べておきながら、ハンバーガーもシェイクも僕の口には少し合わなかった。味が濃く感じたのは、最近食べてなかったからか、マクドナルドの味がもともと濃いからなのか。

11 日目　0 食
体重......62.7kg（12：30 時点）
食事......なし
運動......22：00 ～ビリーズブートキャンプ。
プロテイン 300ml
ハンバーガーをどか食いした翌日だったが、体重は増えていなかった。少しホッとする。ただ、昨日よりも日中の空腹感に襲われた感覚があった。ブートキャンプで汗を流して、ゆっくりとお風呂に入って就寝。不思議と食べないほうが幸福感が高まるように感じ摂取。なんとなく力が入りづらいのと、息があがりやすかった気がする。それでも、運動ができないわけではない。1 週間経過したが、良くも悪くもそこまで変化を感じない。低血糖を感じたのも、今のところ初日だけという状態。フルーツ盛り合わせを食べてからなんとなく調子がいい。便が 5 回も出たのに驚いた。

9 日目　0 食
体重......62.6kg（12：30 時点）
食事......なし
運動......12：20 ～開脚ストレッチ 10 分。19:30 ～ビリーズブートキャンプ 30 分。21:00 ～掃除、アイロンがけなど 1 時間半。
プロテイン 300ml
やっと体重が落ちた！　数日経ってから、いきなりガツンと落ちると聞いていたが、水分や塩分をしっかりとりつつ、500g も落ちたことに驚いた。やはり実数字が見えるとテンションが上がる。前日、フルーツによって便が出た影響か？

10 日目　1 食
体重......62.7kg（12：30 時点）
食事......22：10 ～「マクドナルド」のロコモコバーガー、ロコモコチーズバーガー、カレーロコモコバーガー、マックシェイクピーる。気のせいかもしれないが。

12日目　0食
体重……62.3kg（12：30時点）
食事……なし
運動……朝7：00～腹筋50回。20：00～ウォーキング1時間、ストレッチ10分、腕立て伏せ20回、ねじり腹筋40回。
プロテイン……なし
運動を朝一に入れたほうが、なぜか空腹感が出てくる回数が減るように思って実践。塩分が少なく感じることが多かったので、海水塩を合計で小さじ1杯くらい舐めた。そういえば、以前はよくこむら返りがあったが、海水のミネラルで症状が出なくなると言われたが、本当か？

13日目　1食
体重……不明（測定していない）
食事……12:30～「かつ家」にて、柚子胡椒唐揚げ定食（2切れ唐揚げを残す）
運動……なし
プロテイン……なし
今日は家族3人（妻と娘）で、かつ家に豚カツを食べに出かけた。食事のときに、腕のほうまで栄養が入ってくる感覚を得た。その後、手足が急速に熱く感じて、眠たくはないけど、倦怠感に襲われる。

14日目　1食
体重……不明（測定していない）
食事……13：00～海ほたるパーキングエリアにて天丼定食
運動……鴨川シーワールドまで家族旅行。1万2000歩ほど歩いた。
プロテイン……なし
今日も家族3人で、遠足と食事。娘を抱えての徒歩はなかなかいい運動になる。行き帰りの車の運転もあって忙しかったけど、充実した休日を過ごせた。不思議と出店やパーキングなどで食べたくなる感覚は起こらず。食べることが当たり前じゃなくなった感覚とはこういうことか？
第2週で週4食以内の挑戦に成功。

第3週
週3食への挑戦

15日目　0食
体重……62.7kg
食事……なし
運動……22：00～そうじ1時間、ストレッチ10分、娘を抱えて腹筋やスクワット。
プロテイン……なし
足がダルくて少しむくんでいるのは、昨日の影響と思われる。簡単な運動ですませて、身体をほぐす日にした。

いた）
食事……なし
運動……まったくできず。たまったデスクワークをこなすことに必死。
プロテイン……なし
1日があっという間だった。身体の状態の観察もほとんどできていない。反省して、初心に返って少食を続けることを誓う。

19日目　0食

体重……63.0kg（12：30時点）
食事……なし
運動……20：30～腕立て伏せ50回、腹筋50回、プランク1分、サイドプランク右1分、サイドプランク左1分、足出しスクワット40回。23：00～スクワット中腰キープ5秒×10回、トランプスクワット20回、ストレッチ10分、スワイショウ200回、首ブリッジ20回、クランチ20回、バイシクルクランチ50回、レッグレイズ100回。
プロテイン……豆乳プロテイン200ml
今日からまた、自分に活を入れて再開。行動はやればやるほど元気が出るが、一旦離れてしまうと急激にしぼんでいくような気がする。行動しないことを食事や睡眠のせいにすることがあったが、そうするとだいたい状況が悪くなる

16日目　1食

体重……62.4kg（12：30時点）
食事……13：10～恵比寿の「香り家」という蕎麦屋にて大盛り蕎麦
運動……7：00～朝ヨガ。22：00～軽い腹筋や、腕立て伏せを合計で5分ほど。
プロテイン……なし
少しけだるい感覚。少食のせいというよりも、少食生活が中だるみしている気がする。体重が思ったよりも落ちていないことも原因か。やっぱり数字の変化がほしい。

17日目　1食

体重……不明（前日の大盛り蕎麦の影響を見たくないため、測定していない）
食事……13：20～ファミレスにてハンバーグ定食大盛り
運動……出張でみなとみらいまで。炎天下の中、桜木町～みなとみらい、パシフィコ横浜など歩き回る。
プロテイン……なし
水の飲み過ぎによる、明らかな水太りとナトリウム不足が発生？頭が痛いのと、熱中症のような症状で23：00にダウン。

18日目　0食

体重……不明（言い訳ではないが、溜まった仕事をひたすらこなして

左右合計 40 回、捻り太もも上げ左右 50 回ずつ、バックプランク 1 分、逆立ち 40 秒、腕立て伏せ 20 回、サイクリング腹筋 100 回、捻り腹筋 100 回、背筋 100 回。
プロテイン ……豆乳プロテイン 200ml
今日も体重が落ちていた。運動がやはり大切なんだと再認識。休日にだらけずに、能動的に運動ができたことを自分で褒めてやりたい。食事は、もうどうでもいい感覚（笑）。
第 3 週で週 3 食以内の挑戦に成功。

第4週
引き続き週3食への挑戦

22 日目　1 食
体重……61.4kg（12：30 時点）
食事……18:00 ～「牛カツもと村」にて牛カツ
運動……21：00 ～軽くストレッチとスクワット 20 回、足上げ腹筋 20 回
プロテイン ……なし
なぜか筋肉痛が激しかったので、運動は控えめにした。家族で何かを食べに行くとなったときに、妻が愛する牛カツもと村へ。少し並んだが、回転も速くオススメ。

気がする。

20 日目　1 食
体重……62.1kg（9：30 時点）
食事……11：50 ～オーガニック有機玄米ランチ（豚肉の蒸し焼きトマトソース四川風）
運動……16：00 ～ 20 秒ダッシュ→ 1 分で歩いてスタート地点→ 20 秒ダッシュ× 10 セット、腹筋 10 回、サイドプランク 1 分× 2 セット、捻り腹筋 20 回× 2 セット。
プロテイン ……なし
前日の運動の影響か、体重が激減していた。テンションが上がって、本日も無酸素運動と有酸素運動を混ぜた運動をした。数字を見てテンションが上がったわけだが、何にしても、テンションを保つのは自分の責任だと感じた。あと、運動は億劫に感じることはあるが、食事を抜くこと自体は全く苦じゃないことに気づいた。……と言っても今日は食べたけど。

21 日目　0 食
体重……61.8kg（15：30 時点）
食事……なし
運動……14：00 ～プランク 2 分、右サイドプランク 1 分、左サイドプランク 1 分、腹筋 20 回、足上げ下ろし 20 回、水平ギリギリ足上げ下ろし 20 回、捻り腹筋

する。

25日目　0食

体重……62.0kg（12：30時点）
食事……なし
運動……営業にて歩き回り。1万歩ほど。20：00～ストレッチ20分。
プロテイン……なし
歩きまわっていると空腹感は少ない。同僚が食事に行きたがるが、夏バテを装って、喫茶店にてアイスコーヒーを飲みつつ事務仕事。今気づいたが、仕事の進み方が尋常じゃない。この少食挑戦期間、デスクワークが滞ったこともあったが、以前は、その滞りが毎日あった気がする。食事の時間を仕事に回しているからか、余裕があるからか、両方のおかげか。

26日目　1食

体重……61.6kg（12：30時点）
食事……20：00～「山本のハンバーグ」にてキムチーズハンバーグ定食
運動……19：00～腕立て伏せ15回、腹筋50回、捻り腹筋50回、背筋100回。
プロテイン……なし
今日の夜は家族にせがまれて、イレギュラーで食べた感覚。受動的になると、気持ち的にもよくないことがわかった。ペースを乱され

23日目　0食

体重……62.1kg（12：30時点）
食事……なし（しかし、19：00に接待、というか打ち合わせでサイゼリヤに行き、相手と同じ程度食べた）
運動……22：00～プランク2分、右サイドプランク1分、左サイドプランク1分、サイクル腹筋1分、ストレッチ5分
プロテイン……なし
体重は確かに増えていたが不思議と焦らない感覚になってきた。接待とはいえ、夜に結構な量の食事を食べた。ルール上、食事とカウントしない。

24日目　1食

体重……62.3kg（12：30時点）
食事……12：10～五反田「おにやんま」にてうどん
運動……20秒坂道ダッシュ1分→40秒歩く×10セット、腕立て伏せ20回、捻り腹筋80回
プロテイン……なし
接待を入れると、毎日食べているような錯覚になる。それでも1日1食で、どう考えても少食だけど、違和感がある感覚。まだ開始して1カ月もたっていないが、食事を食べないほうが普通という感覚になりつつあるのか？　栄養不足の感覚はなし。むしろ以前と比べてストレスが減っている気が

第5週
引き続き週3食への挑戦

29日目　0食
体重……59.6kg（12：30時点）
食事……なし
運動……22：00～腕立て伏せ20回、腹筋50回、レッグリフト100回、ジョギング20分。
プロテイン……なし
なぜか体重が激減した。お腹まわりの肉も、目に見えて取れている。何が起こったのか、さっぱりわからないが、今までしてきたことが報われているみたいですごくうれしい。といっても、そこまで努力をしている感覚もないのだが。

30日目　1食
体重……59.4kg（12：30時点）
食事……19：00～「かつ屋」にてヒレカツ定食
運動……23：00～ジャンピングスクワット30回。
プロテイン……なし
少食など関係なく普通のことだけど、食事のあとにジャンピングスクワットをして気持ち悪くなる。最近、少し運動を怠け気味なので、気持ちを入れ直して、運動に取り組もうと思う。

た感覚になり、少しイライラしてしまった。反省。自分1人で生きているわけじゃない。

27日目　0食
体重……不明（測定していない）
食事……なし
運動……11：00～ ジョギング20分、ストレッチ10分、腕立て伏せ20回、腹筋30回、テレビを見つつプランク5分ほど。
プロテイン……なし
プロテインに頼ることもなくなり、日常を過ごしている感覚。海水塩も最近とっていないが問題ないように感じる。妻も家事が楽だけど、僕が自宅で食べないのは少しさみしい気がするという。なるべく自宅で食べようと思った。

28日目　0食
体重……61.0kg（15：00時点）
食事……なし
運動……テレビを見ながら体幹トレーニング（ゆるく運動している感じ）
プロテイン……なし
妻と娘と渋谷を歩く。昼過ぎに一度会社に行って事務仕事を行い、またすぐに帰宅。ゆったりした1日を過ごした。
第4週でも週3食以内の挑戦に成功。

る。きれいに脂肪が落ちた感覚で、週3食の効果を改めて実感した。

31日目　0食

体重……59.0kg（12：30時点）
食事……なし
運動……20：00～20秒ダッシュからの1分40秒歩く×10セット、腹筋ローラー10回、腕立て伏せ20回、プランク1分、サイドプランク左右1分ずつ、ストレッチ10分。
プロテイン……なし
気づけば少食になると決めてから、1カ月が経過している。本当にあっという間だった。というか、努力をそこまでしていない。強いて言うなら、周囲が食事に行きたがる傾向があるので、それにどう対処するか、自分の問題というよりも社会性の問題のほうが、大きく感じた。明日は健康診断なので、明日の分の運動も今日行っておく。

32日目　0食

体重……58.9kg（12：30時点）
食事……なし
運動……健康診断のため大きな運動はせず。
プロテイン……なし
健康診断の結果、ちょうど1カ月前から5kgも体重が落ちていた。自分の中では感動するレベル。しかも身体全体も以前よりもしまっている感覚で、筋肉も想像よりぜんぜん落ちていない気がす

あとがき

私たちは食事以外のものからでも栄養や毒を得る

✚何を食べたっていい

『食べない人ほど仕事ができる！』という本書のタイトルからして、食べないことのみを推奨しそうなものですが、ここまでお読みいただいたので、決して食べないことを推奨しているわけではないことはご理解いただけると思います。

本来食事をしている時間を、ほかのやるべきことに有効活用する人や、自制心を持って、欲に流されずに行動できる人は、そうではない人に比べて仕事ができるということをお伝えしたかったのです。

あくまで食事をとることは自由です。このような食事をとれば確実に健康に良いなんてものはこの世にありませんし、そんな食事があったとしても、美味しければ受け入れられるし、不味ければ受け入れられないでしょう。

「え⁉　完璧に健康に良いものだったら、受け入れられるのでは？」と思われるかもしれませんが、史上最強のリスクを持つ白砂糖がこんなにも使用されていることを考えると、メリットやデメリットよりも、甘さや美味しさは優先されるように思います。

そしてそれは正しいのです。

みんなで食事をとっているとき、みんながデザートを美味しく食べている最中に、「白砂糖の害」を話しはじめても、誰も幸せになりません。みんながデザートを食べすすめるごとに、罪悪感しか発生しなくなります。

食事を選択する段階で、何を食べるのか慎重になることはいいと思いますが、一度食べはじめたら、目の前にある食材に感謝を持って、楽しく食するのが、最も礼儀正しく、そして身体の状態を整える食事法だと考えています。

✚常に子どもが病気になる食習慣——実話①

食事とは一つの刺激です。

岡山でオーガニック料理しか食べない家族がいました。

夫、妻、娘三人（7歳、5歳、2歳）、姑一人という家族構成で、6LDK、車も3台保有していて、庭にはブランコや小型のプールまである家に住んでいました。経済的な不安もなく、非常に平和な暮らしをしていましたが、娘の3人のうち常に誰か一人が病気にかかるという状況を繰り返していました。

あまりにその状態が続くので、より高価な野菜や肉を購入し、子どもに体操教室やプール教室に通わせるという徹底した健康管理を行いましたが、状況は変わりませんでした。

置くだけで健康になる壺を50万円で購入し、霊能力者と名乗る人に「土地が呪《のろ》われている」と言われ、150万円を支払ってお祓《はら》いもしてもらったのですが、状況はまったく変わりませんでした。

私の短眠教室に、奥さんが短時間睡眠を習いに来たとき、ふとした会話から、右記のような相談となり、30分も話したときには、奥さんは泣き出していました。

冷たい話ですが、泣いたところで何も状況は変わりませんし、非常に由々しき事態なので、改善のために私は一つ提案をしました。

「奥さん、事情はわかりました。一つの提案ですが、今後奥さんは、家族みんなで食べる食卓に立ち入らないでください」

奥さんは目を丸くしていましたが、事情を説明すると、1カ月だけ試してみますと言って、食卓から席を外すことにしました。

いきなり過酷なことを言ったように感じたかもしれませんが、話を聞いていると、姑から、食事のマナーがなっていないと、娘3人の前で食事の間中、ずっと怒られていたとのことです。さらに怒られっぱなしではなく、相当激しい口喧嘩をしていたそうですが、食事の席で、母親と祖母が口論をしているのを見て、娘3人は楽しいはずがありません。

冷静になって思い返していただいたところ、口喧嘩《くちげんか》の途中で、お子様が吐いてしまったことや、ほとんど食事をとらないまま泣きはじめたこともあったそうです。

そのときのストレスは、食事によって直接食材と一緒に体内に入ってきます。科学的ではないかもしれませんが、食事も一つの刺激であり、その場の雰囲気なども一緒に食することになります。

結果、奥さんが食卓に入らなくなり、間もなくして娘3人が病気になるサイクルはピタッとなくなりました。姑と喧嘩をしないという約束のもと、食卓に戻ってからも、病気になることはなかったそうです。

つくり話のように聞こえるかもしれませんが、実際にあった話です。

✚環境が栄養の吸収率を変える――実話②

また同じような例として、もう一人の変化を紹介します。

毎週金曜日の夜、仕事終わりに飲み会などでお酒を何杯も飲み、つまみやアテを食べた後に、締めのラーメンに行くという、会社員がいました。毎週のように飲み会に行っては、同じような行動をしているらしく、この食生活や生活リズムによって、体重は毎年順調に3kgずつ増えているとのことでした。

この人に、ある時に一つの提案をしました。

「いつも飲み会に行っているのと同じ行動を、一人でしてください。まったく同じ時間に仕事を終えて、まったく同じ店、同じ注文、同じ量を頼んで食べてみてください」

いつもと条件が違うのは、すべて一人で飲食し、同じお酒を摂取することです。当然、自分自身がいつも飲み食いする分だけをとってもらうルールです。

実施してみてもらった結果、酒量は半分となり、食べた量もいつもの3分の2以下の状態で満腹になりました。締めのラーメンなんて行けたものではありません。

何年もかけて毎週のように行っていた食事が、このときだけ変化したのはなぜでしょうか？　栄養学ではとうてい説明できるものではないと思います。

彼はいつも食事の雰囲気などを楽しみ、その時の気持ちや状態が、食欲やアルコール分解効率に因果したと考えられます。

誤解を恐れずにいえば、科学は机上の話です。

右記二つの実話は、科学的ではなかったかもしれませんが、現実としてあった話です。食事はその雰囲気や空気感が非常に大切であり、たとえば毒と思ってハンバーガーを食べるのか、感謝を持ってハンバーガーを食べるのかでは、まったく違った身体のリアクションがあります。

自分の体調不良を食事のせいにする人は、食事に対する感謝や食事の場を楽しむといったことが不足している可能性があります。まずは、食事に対する自分の捉え方を変えていくことで、まったく違う結果を得られるかもしれません。

少なくとも、同じものをずっと食べつづけて平気な人がいたとして、「その人は、あとで大変なことになる」なんて思うよりも、「なぜあの人は平気なのに、自分は平気じゃないんだろう」と考えたほうが建設的です。

ちなみに……、食事のときの状態や食べる順序、食べ合わせによって栄養の吸収や症状の変化が起こるのであれば、食事のときの雰囲気や表情、話題や空気感、周囲の明るさ、誰と食べるのかもすべて栄養の吸収や結果に関係するはずです。

よって右記の実話は、科学的ではないというよりも、バイアスが多すぎて科学で表現しきれないということになるかもしれません。

✚食べるも感謝、食べないも感謝

私は誰かと喧嘩をしたいわけではまったくありません。

何を食べるべきか、食べないべきか、そもそも食事は1日3食がいいのか、ほとんど食べないほうがいいのか、それは読者のみなさんがお決めになることであり、それを強要するつもりも毛頭ありません。

ただ、食に関するオルタナティブをみなさんに提示することにより、一人でも多くの方が食のプレッシャーや思い込みから解放され、より自由に食事を楽しんでいただくためのお手伝いができればとの思いで、執筆させていただきました。

農家の方や科学者、栄養学者を心の底から尊敬していますし、ここまで食事が安定化した日本という国家は、どれだけの創意工夫と失敗、軋轢《あつれき》と大人の事情があったのか、想像が追いつきません。

だからこそ、安直にその人たちの研究に、二元論的な答えを求める現代人が悲しく感じることはあります（もちろん、それすらも自由ですが……）。

私の将来の夢は、「穏やかに暮らしたい」と思っていますが、少なくとも食に関して、穏やかな生活は確保されています。あらゆる生物の中で、食において「穏やかさ」を手に入れているなんて、夢のような話だと思いませんか？

ないものねだりをする前に、今のこのありえないほど恵まれた環境に感謝しなければなりません。

また、ほかの人と違った行動をしていると、何かミスをしたときにその行動を責められることがあります。私なら、「食べてないからじゃないか？」であったり、「睡眠不足だからじゃないか？」という形ですね。

少食とはいえ、食事のせいにされると、私に食べられた食材や生命に対して、本当に申し訳がたたないとも感じています。

あまり気張って生きているわけではありませんが、ほかの生物を殺して得る食事に、誰よりも感謝をしているつもりです。その感謝が行動でしか表現できないというのであれば、誰よりも寝食を忘れて表現していくつもりです。

なお、寝食を限りなく少なくしているということであれば、性欲も少ないかと思われるかもしれませんが、まったくもって性欲の衰えはありませんので、その点もご安心ください。

本書に関わってくださった方へ

出版社から本書執筆のオファーを受けたのは7月10日。そこから8月の初旬に初校ゲラを出すと伝えられ、脱稿まで弾丸で書き上げたこの本ですが、いかがでしたでしょうか。

貴重な人生の時間を割いて、ここまで読んでくださった方に少しでも学びとエンターテイメントを提供できたのなら、関西人の私としては喜びに堪えません。

もし、この本を読んで気分を害されたなら、本当に申し訳ありません。一生懸命書いたつもりだったのですが、おそらく私の文章表現力がまだまだ乏しかったのだと思います。文章表現力は眠る時間を絞って研鑽《けんさん》いたします。

『できる人は超短眠！』は処女作でありつつも、それこそ私の専門分野でして、3日で書き上げることもまったく問題がなかったのですが、今回は、短眠とは違い、オンリーワンのジャンルでもないので、かなり緊張しながら書き進めました。が、しっかりと3日で書き上げました。負けず嫌いなもので……。

『できる人は超短眠！』も含めて、実体験や事実からの文章化という流れですが、自分が普段とっている行動を文章に起こすというのはなかなか難しく、プロの物書きの方々には本当に敬意しかありません。同じ事象を語ろうにも、無限の表現があり、どのような表現であれば感情や印象も含めて、事実に近いのか……模索しつつも、まだまだ最適解には程遠いように感じています。

＊

最後に、愛する妻と息子、両親や兄、いつも支えてくださる社員、こんな私の話を聞いてくださる方々、そして私の血肉になっていただいている数え切れないほどの生物とミネラルなどなど……。

また、この本を読んで内容を実践していただいている方、あるいはこの本の存在すら知らない方……。つまり全員ですね。

感謝している対象を挙げていくときりがありません。そして、もうそれだけで私の人生は十分に感じています。本当にありがとうございます。

穏やかな暮らしが手に入り、幸せに暮らしていただけることを心より願っています。

稚拙な表現もあったかもしれませんが、最後まで読んでいただきありがとうございました。どうかこれからも末永く、お付き合いいただけたなら幸いです。

[著者プロフィール]
堀　大輔（ほり・だいすけ）
1983年大阪生まれ。GAHAKU株式会社代表取締役、社団法人日本ショートスリーパー育成協会理事長。1日の平均睡眠時間は45分以下、食事はほぼ週3食で過ごすなど（1日3食の日もあれば、週0食のときもある）、人間の2大欲求を克服している。2016年には妻との間に第1子となる男の子が誕生。処女作『できる人は超短眠！』（フォレスト出版）では睡眠の新理論を提唱、さまざまな角度から3時間以下という短時間睡眠の優位性と実践カリキュラムを解説し、賛否両論を巻き起こした。自身の経験と独自研究の末に睡魔を掌握することに成功した彼だが、食欲に関しては小学生のころから食事の回数が極端に少なくても平気で、そのコントロールに苦慮した記憶はほとんどないという。前作の睡眠同様、今作でも欲求を理性の支配下に置くことによるメリットと実践法を伝えている。

[監修者プロフィール]
秋山佳胤（あきやま・よしたね）
1969年東京生まれ。弁護士、医学博士。東京工業大学理学部情報科学科卒業。1998年弁護士登録（東京弁護士会）、2008年ロータス法律特許事務所設立。2012年医学博士号（代替医療）取得。2008年より水も飲まない不食を実践。本業の弁護士の傍ら、健康や不食に関する講演や著作活動も行う。著書に『誰とも争わない生き方』（PHP研究所）、『不食という生き方』（幻冬舎）、『しない生き方』（イースト・プレス）など。

食べない人ほど仕事ができる！

2017年10月2日　初版発行

著　者　堀　大輔
監修者　秋山佳胤
発行者　太田　宏
発行所　フォレスト出版株式会社
〒162-0824　東京都新宿区揚場町2-18　白宝ビル5F
電話　03-5229-5750（営業）
03-5229-5757（編集）
URL　http://www.forestpub.co.jp
印刷・製本　萩原印刷株式会社

ISBN978-4-89451-773-8　Printed in Japan

著者・堀大輔の好評ロングセラーのご案内

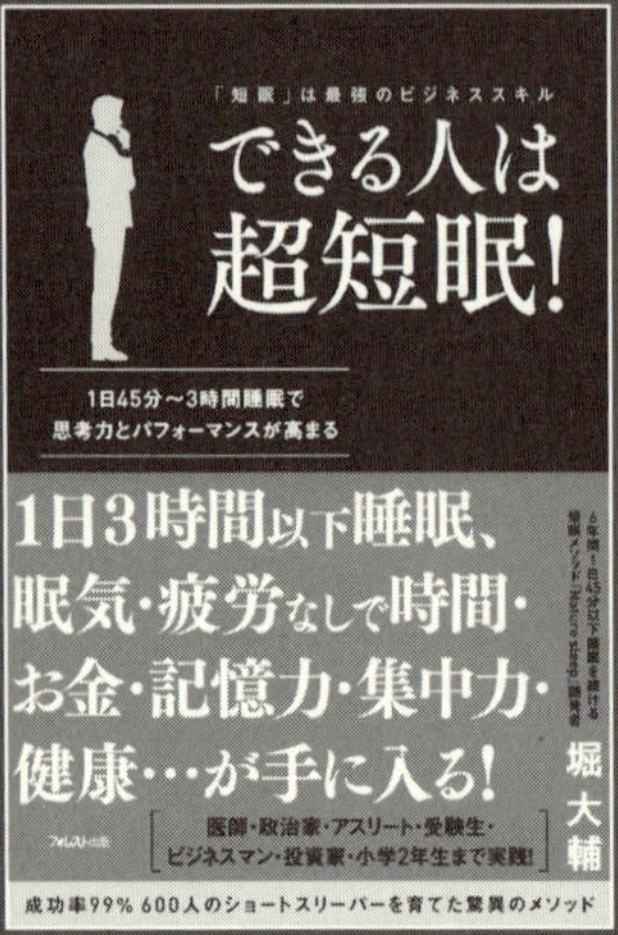

『できる人は超短眠!』

賛否両論を巻き起こし、刊行後たちまち重版!
1日平均45分以下睡眠の著者が睡眠の常識に対して真っ向から否定、そして短眠の知られざるメリットとショートスリーパーになる方法を記した日本、いや、世界でも唯一の本。

堀 大輔 著
定価 1400円 +税

食べない人ほど仕事ができる!

読者限定無料プレゼント

【未収録対談　堀大輔×秋山佳胤】

本書に掲載しきれなかったディープすぎる
対談の一部をPDFファイルで特別公開!

PDF

無料プレゼントを入手するには
コチラへアクセスしてください

http://frstp.jp/tabenai

＊特典はウェブサイト上で公開するものであり、冊子やCD・DVDなどをお送りするものではありません。
＊上記無料プレゼントのご提供は予告なく終了となる場合がございます。あらかじめご了承ください。